放生勲

不妊治療の不都合な真実

GS
幻冬舎新書
436

はじめに

本書は体外受精という、少々難しいテーマを取り上げます。

私は産婦人科医でも体外受精の専門家でもありません。医師ではありますが、専門は内科で、東京・狛江市《こまえし》で「こまえクリニック」という医院を経営しています。

私はこのクリニックの一角で、２０００年から内科的な見地から不妊に関する相談にのる「不妊ルーム」の活動を始め、16年間に８３００人以上の不妊に悩む女性の相談を受けてきました。２００１年からは不妊治療のフォローアップを開始し、１９００人以上の方が妊娠に至りました。フォローアップとはいわば「内診台のない不妊治療」のことで、不妊に悩む患者さんへのセカンドオピニオンの提供と、漢方薬やクロミッドなどの経口排卵《けいこうはいらん》誘発剤《ゆうはつざい》の処方による治療を行っています。

この16年間に不妊・妊娠に関する著作を十数冊出版し、その都度、大きな反響をいただきました。それらの経験からも、多くの方がいま不妊に悩んでいることを痛感しています。

らです。

その私があらためて筆をとったのは、日本の不妊治療の世界が大きく変わりつつあるか

変化をもたらした一つの要因は、体外受精（ＩＶＦ：In Vitro Fertilization）という新しい技術の登場であり、いわば「光」の部分です。体外受精は、胚移植《はいいしょく》（ＥＴ：Embryo Transfer）と組み合わせて「ＩＶＦ-ＥＴ」と呼ばれたり、生殖補助医療技術（ＡＲＴ：Assisted Reproductive Technology）と呼ばれることもあり、不妊治療において大きなブレイクスルーとなった技術です。

しかしその反面、日本の不妊治療には深い「影」の部分があります。その影をもたらしている要因の一つは、体外受精に対して投じられている膨大な公的助成金です。

体外受精という技術には大きな可能性があり、私自身、肯定的な考え方をもっています。また日本の体外受精の技術は高く、世界的にもトップレベルにあります。しかし、そこには大きな歪みもあり、出産を望む女性たちを苦しめる結果になっています。

本書の目的は、この「光」と「影」をともに指摘し、一人でも多くの女性が幸せに子どもを産み、育てられる社会をつくることです。

不妊治療の不都合な真実／目次

第3章 体外受精の深い闇 47

第6章　女性が妊娠、出産しやすい社会のために

第1章 体外受精とはなにか

妊娠のメカニズムと不妊治療

体外受精について理解するには、まず、妊娠に至るメカニズムを正しく理解しておく必要があります。結婚し、妊娠・出産、そして子育てを実際に経験した人でも、妊娠のメカニズムをきちんと理解している人は本当に少ないのです。

そこで、やや煩雑ですが、まず妊娠のメカニズムについて説明します。

性交によって、膣《ちつ》内に1億〜3億個の精子が放出されます。放出された精子は、いっせいに子宮をめざして泳ぎ出します（そのスピードは1分間に2〜3ミリメートルと言われています）。このとき、子宮から頸管粘液《けいかんねんえき》という助け船が出て、精子を迎え入れやすくします。

しかし、精子の99パーセントは膣内で死んでしまいます。膣内が酸性であるために、たんぱく質を主成分とする精子はほとんど生き残れないのです。

子宮は、その断面を見ればわかるようにスポイトのような形状をしています。膣から子宮内への精子の移動は、「スポイト現象」による瞬間的な出来事です。膣内に射精された1億〜3億個の精子のうち、子宮の中へと移動できるのは通常1パーセント以下です。

せっかく子宮内にたどりついても、こんどは白血球《はっけっきゅう》が待ちかまえています。白血球は精子をよそものと認識するので、ほとんどの精子はこの段階で白血球に殺されてしまうため、この段階まで残るのは1万個程度です。

一方、女性の側では、1回の生理周期に両側の卵巣《らんそう》内で複数の卵胞《らんほう》が排卵に向けて発育していきます。脳の下垂体《かすいたい》からは排卵を促すLH（黄体形成《おうたい》ホルモン）が多量に分泌《ぶんぴつ》されて（これをLHサージと言います）、その刺激によって卵胞が破れ、1個の卵子が飛び出します。これが「排卵」です。卵子は卵管采《らんかんさい》から卵管へ取り込まれ、卵管膨大部《らんかんぼうだいぶ》というところで精子がやってくるのを待ち受けます。

ここまでの過酷な生存競争を勝ち抜いて生き残った精子は、さらに卵管をめざして泳ぎつづけます。最終的に卵管を通って卵管膨大部までたどりつけるのは、1億～3億の精子のうちのほんの数百にすぎません。

精子がここまで来るのは、数十分～数時間の出来事です。そしてこの数百の精子のうち、受精できるのはたった一つです。ようやく卵管膨大部にたどりついても、卵子のまわりには顆粒膜細胞《かりゅうまくさいぼう》が、お供のように幾重《いくえ》にも取り囲んでいます。精子は、この顆粒膜細胞をかきわけて卵子をめざします。たどりついた卵子の表面には、透明帯《とうめいたい》というゼリー状のバリアがあります。これを突き抜けて、いちばん初めに卵子に出会った精子だけが受精するのです。

受精すると卵子の表面に化学変化が起こり、他の精子は受けつけなくなります。受精が成立すると、受精卵は卵割《らんかつ》という細胞分裂を始め、同時に卵管内を子宮に向かって移動しはじめます。そして5〜6日かけて安住の地である子宮に降りていくのです。

その間に子宮も、精子を受け入れるため着床《ちゃくしょう》の準備を始めます。卵胞ホルモンと黄体ホルモンが継続的に分泌され、子宮内膜《しきゅうないまく》は厚さが10〜14ミリにまでなり、体温も上がります。この子宮内膜に受精卵がもぐり込むのが「着床」です。ここでようやく妊娠が成立したことになります。

ここまでの妊娠に至るプロセスの、どこか一つにでも異常があれば、妊娠は成立しません。この部分を扱う生殖《せいしょく》医療が不妊治療と呼ばれるものです。そして体外受精は、不妊治療におけるイノベーションとして普及したのです。

「体外受精」を生み出した二人の男

いまや世界的に広く普及している体外受精ですが、その研究の発端は1960年代のはじめにまでさかのぼります。

体外受精の研究は、英国の天才的生物学者、ロバート・エドワーズによって、実質的に始められました。エドワーズは、卵子を体外で成熟させることに強い関心をもっていました。彼以外にも、卵子を体外で成熟させるという試みは、いろいろな学者によって行われていましたがうまくいきませんでした。

そこでエドワーズは、「体外で卵子を成熟させる」のではなく、「体内で成熟した卵子を取り出し、体外受精させる」という方針に切り替えたのです。この発想の転換がなければ、体外受精児の誕生はなかったかもしれません。

彼はウサギによる体外受精の実験を繰り返し行い、1960年代の終わりには、ウサギでの体外受精のシステムを完成させていました。そして、人への体外受精の研究に切り替え、これをどのように臨床応用するか、そのシステムの確立に努力したのです。

エドワーズは手術での摘出《てきしゅつ》卵巣からの卵子を使った実験で、シャーレの中で人の卵子と精子を受精させ、培養《ばいよう》し、分割卵《ぶんかつらん》として生存させることに成功しました。これで技術的には、体外受精で得られた人の受精卵を、子宮に戻せば赤ちゃんへと成長させることも可能となったのです。

しかし同時に大きな壁が立ちはだかっていました。

なぜならこれを不妊治療として応用するためには、人の卵子を排卵する直前というタイミングで卵巣から体の外に取り出し、体外受精させなければならないからです。

この難問を解決したのは〝1本の電話〟でした。

エドワーズがこのときに電話をかけた相手は、パトリック・ステプトーという婦人科医でした。ステプトーは当時まだ新しい医療技術だった腹腔鏡《ふくくうきょう》（Laparoscopy）の名手として名が通っていました。

腹腔鏡とは、お腹に3カ所の穴を開け、一方からカメラを入れて中を覗き、もう一方から医療器具を入れて操作し、さらにもう一つの穴からは二酸化炭素を入れてお腹を膨らませ、視野を拡大させるという外科手術の方法です。

エドワーズの要請を受けたステプトーは、この方法で体外受精を実行することになりました。そのときに患者として選ばれたのが、両側の卵管閉塞《へいそく》が確認されていたレズリー・ブラウンという当時29歳の女性でした。

ステプトーは見事にレズリー・ブラウンの卵巣から、排卵直前の成熟卵を取り出すことに成功しました。彼女の卵子は直ちに体外受精され、分割卵として確認されたあと、彼女の子宮の中へと移植されたのです。

「試験管ベイビー」の誕生

1978年、マンチェスター市郊外のオールダム総合病院で、世界最初の体外受精児、ルイーズ・ブラウンが誕生しました。ルイーズ・ブラウンの誕生は世界中にセンセーションを巻き起こし、「試験管ベイビー」という名が世の中に流布することとなりました。

しかし、体外受精に対する社会からの風当たりは、きわめて強いものでした。当時のローマ法王、ヨハネ・パウロ二世が「自然の摂理《せつり》に反する根元的悪」だとして体外受精に反対する声明を出したほどです。

もちろん、エドワーズとステプトーは、体外受精児が誕生する以前から、大きなセンセーションを巻き起こすであろうことは予想していました。そして、患者の体に不利益をもたらさない限り、このプログラムを決して中止することはない、ということも確認しあっていました。

レズリー・ブラウンは、ルイーズの出産後、ふたたび体外受精に挑戦し、第二子を産んでいます。エドワーズとステプトーが、研究者と医師のコンビとしていかに優れていたかが、このことからもわかると思います。

世界初の体外受精児ルイーズ・ブラウンに対して、イギリスのBBCが行ったインタビューを聞いたことがあります。そのときに彼女が述べた、「体外受精以外に子どもを授かる方法がなかったなら、私はなんのためらいもなく体外受精を選択する」という言葉がとても印象に残っています。ルイーズはその後に結婚し、自然妊娠で子どもを出産しました。この事実によって、体外受精という医療的介入はDNAの連鎖に影響を与えないと考えられるようになりました。

ルイーズ・ブラウンの誕生から2年後の1980年には、オーストラリアで世界で2例目の体外受精児が誕生しました。続いて、米国、フランス、ドイツなどでも体外受精児の出生が相次ぎました。

英国から遅れること5年、1983年に東北大学医学部附属病院で、産婦人科の鈴木雅《まさ》洲《くに》教授のグループにより、日本でも最初の体外受精児が誕生しました。

さて、世界ではじめて体外受精を成功させたロバート・エドワーズは、2010年になってようやくノーベル生理学・医学賞を受賞しました。受賞理由はもちろん、「体外受精技術の開発」でした。ルイーズ・ブラウンの誕生から受賞まで、32年もの歳月がかかったことになります。

ところで、このノーベル賞受賞はエドワーズの単独受賞でした。そうなった背景については、少々うがった見方もできます。体外受精児の誕生に至るまでの、基礎実験から実際の臨床プログラムまで、エドワーズはすべて一人で準備してきました。体外受精の研究とは、もともとエドワーズが地道に行ってきたものだったのです。

しかし、実際に患者の卵巣から排卵前の卵子を取り出さないことには、体外受精児が誕生することはありえません。ステプトーは、当時これができる唯一無二の人物だったのです。しかし、彼はたんに卵子を採っただけのエッグハンターにすぎない、とも言えます。

エドワーズがノーベル生理学・医学賞を受賞したとき、ステプトーはすでにこの世を去っていました。この時期にエドワーズが単独受賞した背景には、そういうタイミングもあったような気がします。二人の業績に対する評価に、あまりにも軽重の差があるからです。

「経腟採卵」と「卵巣刺激法」によるイノベーション

各国で相次いだ体外受精児の誕生は、ルイーズ・ブラウンの「追試《ついし》」という性格がありました。当時は生殖医療の黎明期《れいめいき》とも言える時期であり、次なるイノベーションが起こらないことには、体外受精の技術が世界中に普及することはありえませんでした。

というのも、卵子を取り出すために患者のお腹に三つも穴を開け、腹腔鏡を用いるなどということが一般的医療として認められるはずがないからです。

体外受精の普及の前には、二つの問題が立ちはだかっていました。それは「卵子の取り出し方」と「卵子の数」という大きな壁です。

体外受精がステプトーのような名人芸をもつ者のみが行える技術であるうちは、世界中に普及するはずもありません。その後、超音波診断装置の発達とともに、経膣的に針を卵巣に刺して卵胞から卵胞液ごと卵子を採取するという、画期的な採卵方法が考案されました。これによって体外受精は、手術室で行う医療から、外来でも行える医療へとシフトしたのです。

またレズリー・ブラウンに対して行われた体外受精は、自然周期で成熟した卵子を採卵し、体外受精させ、子宮に戻すというものでした。しかし、これは確率的にきわめて難しいことなのです。卵子をそのようなかたちで扱っても、受精しない、あるいは受精しても分割しないなど、いわゆる「ドロップアウト」が頻発するからです。ドロップアウトがある程度生じても体外受精を成功させるためには、スタートラインの段階で、できるだけ多くの卵子が必要となります。

その後、この卵子の数の問題に関しては、卵巣刺激による排卵誘発という方法が始められました。体外受精におけるドロップアウトは、培養の過程で高い確率で起こります。最初に培養する卵の数が十分に多くないと、良好な分割卵として最終的に子宮の中に移植することができません。

排卵誘発法とは、hMG製剤という薬を用いて卵巣刺激を行い、多くの卵子を同時に成熟させる方法です。これによって通常の自然周期での1個の採卵から、10～20個もの卵子を採卵することが可能になりました。

しかしこの排卵誘発によって、体外受精は今日に至るまで多くの問題と課題を抱えることにもなりました。卵巣を刺激することによって起きる、卵巣過剰刺激症候群《らんそうかじょうしげきしょうこうぐん》（OHSS）という問題です（卵巣過剰刺激症候群については、あとの章で詳しく述べます）。

体外受精は「経膣採卵《けいちつさいらん》」と「卵巣刺激法」という二つのイノベーションによって生殖医療として格段に進歩し、世界中に普及することになったのです。

「顕微授精」と「胚盤胞移植」

体外受精の普及に伴い、体外受精児の数は増えていきました。しかし、体外受精の限界もしだいに見えてきました。それは男性因子の問題です。男性側の精子の数が極端に少ない場合、あるいは運動率がとても悪い場合には、体外受精を行っても、受精卵、そして良好な分割卵を得ることはできません。

この男性因子問題のブレイクスルーとなったのは、ベルギーのパレルモらが行った「顕《けん》微《び》授精《じゆせい》（ＩＣＳＩ）」です。パレルモは、細い注射針で良好な精子を1匹吸い取り、その精子を卵子の細胞質の中に直接注入するという方法を発表しました。

卵子の細胞質の中に手を加えることは、長らくためらわれてきました。なぜなら卵子の細胞質の中は「神の領域」であり、人が立ち入ってはならないと考えられてきたからです。

しかしこの顕微授精という方法が登場してから、男性因子の体外受精での妊娠率の向上が明らかになり、顕微授精が瞬く間に世界中に広がることになりました。

体外受精におけるさらなる進歩の一つに、「胚盤胞移植《はいばんほういしよく》」があります。

そもそも体外受精とは、体の外に取り出した卵子と精子をシャーレの中で受精させ、それを分割卵として培養するという技術です。その結果として、2日から3日間の培養によって、4〜8分割卵ができるようになりました。これを子宮に移すのが体外受精のあとの胚移植と呼ばれるものです。

しかし胚移植による分娩の成功が相次いでからも、一つの矛盾が指摘されていました。通常の自然妊娠では、排卵された卵子は卵管膨大部という場所で精子の訪れを待ちます。無事受精となれば、5日から6日間という長い時間をかけて、子宮内膜にたどりつきます。このとき受精卵は、細胞の数が100〜130個にも増えた「胚盤胞」という状態になっています。ところが通常の胚移植では、胚盤胞にまで至らない4〜8分割卵を子宮に移植するため、自然妊娠の場合の着床と数日間のタイムラグができてしまうのです。

シャーレの中で4〜8分割以上まで進める技術は、当時はまだ確立されていませんでしたし、受精卵がシャーレという非生理的な条件下に置かれる時間も、なるべく短いほうがよいと考えられていました。

その後、世界中で培養法の研究が進み、シャーレの中でも卵子を胚盤胞まで培養することが可能となりました。そのときにヒントになったのが卵管の研究です。

それまで卵管は、卵巣と子宮とをつなぐ「卵子の通り道」にすぎないと考えられてきました。ところが研究が進むにつれて、卵管からはサイトカインという細胞刺激物質が分泌されていることがわかりました。受精卵は卵管の中をゆっくりと移動する間、サイトカインによって「育てられている」ということがわかってきたのです。こうした研究の結果、培養液の中にサイトカインのような物質を配合することで、卵子を胚盤胞になるまでシャーレの中で育てられるようになったのです。

胚盤胞移植が可能になったことによって、通常の初期胚に比べると妊娠率は5〜10パーセント程度向上しました。ただし、胚盤胞移植には一つの問題があります。初期胚から胚盤胞に至るまでに、かなりの割合で卵子の分割が停止し、ドロップアウトしてしまうのです。現在でも胚盤胞移植に対して、肯定的な立場と否定的な立場の医師が存在するのはそのためです。

「当たり前ベイビー」「プラチナベイビー」の時代に

現在までに、体外受精で生まれた子どもは、世界中でおそらく100万人を突破していると思われます。日本でも体外受精児の出産は相次いでいます。

その一方で、厚生労働省や学会によるガイドラインの策定は後手にまわりました。

厚生省（当時）の専門委員会が夫以外の精子での体外受精を容認したのは2000年、

厚生労働省の部会が第三者の提供した精子・卵子を使った体外受精などを認め、代理出産は禁止とした不妊治療のガイドラインを発表したのは2003年になってからです。

さらに2004年には「不妊に悩む方への特定治療支援事業」という、体外受精に対する助成金制度が開始しています。

こうした流れのもと、日本でもいま生まれてくる子どもの26人から27人に1人、4パーセント弱が体外受精児と言われています。つまりいまでは小学校のほとんどのクラスに、1人は体外受精で生まれた子どもがいる。かつての「試験管ベイビー」は、いまでは「当たり前ベイビー」になっている、そんな時代なのです。

口の悪い人は、1回あたり40万〜80万円もの費用がかかる体外受精で生まれた子どものことを、「プラチナベイビー」と呼んだりします。体外受精には自由診療としての高額の医療費がかかるだけでなく、手厚い公的助成も行われています。

もっとも、その具体的なコストパフォーマンスの数字は発表されていません。このあとの本論で述べるように体外受精の成功確率＝妊娠率はきわめて低く、そのために投じられている医療費や公的助成は大きな額になります。不妊治療への公的助成は、「少子化対策」という錦《にしき》の御旗《みはた》に守られているのです。

第2章

「卵子の年齢」のウソにだまされるな

体外受精は「ノアの方舟」か？　「泥船」か？

不妊に悩む多くの女性がいま、体外受精を「ノアの方舟《はこぶね》」と考え、最後の希望としてすがりつこうとしています。しかし体外受精の実情は、むしろ底なし沼へと引きずり込む「泥船《どろぶね》」となってしまう場合も多いのです。

不妊に悩む患者さんを強引に体外受精に誘導するクリニックが後を絶たず、患者さんとそうしたクリニックとの関係は、まるでグリム童話の「赤ずきんちゃん」と、それを食べてしまう「狼」のようになっています。体外受精ではいま、モラルハザードといってもいい事態も進行しており、医療側にも改善が求められています。

その背景の一つとして、日本における出産年齢の高齢化が止まらないことがあります。平成25（2013）年に行われた厚生労働省の「不妊に悩む方への特定治療支援事業等のあり方に関する検討会」の報告書には「我が国においては、結婚年齢や妊娠・出産年齢が上昇しており、平成24年には、平均初婚年齢が男性30・8歳、女性29・2歳となり、第一子出産時の女性の平均年齢が30・3歳となっている」と書かれています。

そのため不妊治療を受ける女性も高齢化が進んでおり、日本産科婦人科学会の集計によると、体外受精‐胚移植を受ける人のうちで40歳以上の女性が占める割合は、2007年に31・2パーセントだったものが09年には34・4パーセントにまで上昇しています。実際、昨年（2015年）の1年間にこまえクリニックの「不妊ルーム」に相談に訪れた女性の平均年齢は、「41・9歳」でした。

しかし不妊治療に関わる者の間での一般的なコンセンサスとして、37歳を過ぎるあたりから妊娠の可能性は大きく落ちると言われています。40歳を過ぎるとその落ち込み方はさらに激しくなり、1歳ごとにさらに増していきます。これはいかんともしがたい、厳然とした事実です。

体外受精は「失敗して当たり前」の世界

不妊治療は一般的に、次の3段階のステップを踏んで進められます。

第1段階　「タイミング法」
第2段階　「人工授精」
第3段階　「体外受精‐胚移植」

このうち「タイミング法」とは、女性の排卵周期に合わせて性行為を行うことで、妊娠の確率を上げる不妊治療のもっともベーシックな方法です。そして、どこで受けてもタイミング法の成績はほとんど変わりありません。

第2段階の人工授精も外科的なプロセスは介入しません。人工授精とは、パートナーの男性から精液を受け取り、医療機関の側で洗浄したのちに濃度調整をして、その一部を女性の子宮の中に注入することです。しかし、人工授精による妊娠率はきわめて低く、5～8パーセント程度でしかありません。

人工授精の際、女性は内診台の上に寝ているだけの状態ですから、そこにはまったく性的な興奮がありません。通常の自然妊娠では、セックスをするときの興奮が精子を卵管の中へ呼び込みます。人工授精にはそうした要素がまったくありませんから、妊娠率が低いのは当然です。

これは日本だけの話ではなく、世界中で人工授精が極端にいいという国は1カ国もありません。そこで不妊に悩む女性たちは、人工授精をなかば通過儀礼《つうかぎれい》として、きわめて医療費が高額な体外受精へと導かれていくのです。

いまはＩＶＦやＡＲＴといった言葉を冠したクリニックが各地に乱立し、どのホームページを見ても、体外受精を受ければすぐにでも子どもを授かることができるような幻想におちいります。しかし、ホームページを見ただけでクリニックの実力や体外受精の妊娠率について正確な情報を得ることは不可能です。

こうしたクリニックがホームページに載せている体外受精の「妊娠率」は、その分子と分母がなにを指しているのかが、明確にされていません。

体外受精の手順は、多くの場合、まず女性の卵巣を刺激して卵の数を増やす排卵誘発から始まります。そして、採卵を行い、採った卵子を培養し、ドロップアウトせずに残ったよい卵子を、子宮に胚移植するわけです。体外受精の妊娠率を算出するにあたり、分母の起点を採卵した施術数とするのか、それとも胚移植とするのかで、そもそも大きな違いが生じてしまいます。

当然、後者を分母としたほうが、妊娠率は高まります。日本産科婦人科学会では「採卵あたり」を分母とするように指導していますが、それがまったく守られていないのが現状です。

体外受精の「妊娠率」はつねに曖昧

妊娠率の「分子」に相当する、妊娠判定をどこで行うかもクリニックによってまちまちです。誠実な産婦人科医であれば、赤ちゃんが入っている胎嚢《たいのう》という袋があることを超音波検査で確認してから、はじめて「妊娠した」とみなします。もし「胎嚢が確認されたこと」をゴールとした場合、現在の体外受精の妊娠率は20パーセントに届いていません。

さらに良心的な産婦人科医であれば、赤ちゃんがもう少し大きくなって心臓の拍動が確認されてから、はじめて「妊娠した」と判断します。ところがART医療機関の中には、尿検査で陽性反応が出ただけで「妊娠」とみなすところも多いのです。このように妊娠判定自体が病院によってバラバラなので、どの数字を「分子」にとっているのかによって、クリニックがホームページなどで主張する「妊娠率」の意味合いは大きく違ってきます。

体外受精を希望する人には、多くのクリニックで説明会が行われますが、この数字はそこでもきわめて曖昧《あいまい》にされています。中には妊娠率を「40パーセント」などと説明するクリニックもあり、自分たちのクリニックで体外受精を受ければ、すぐに妊娠できてしまうような印象を与えます。「不妊カルト」という言葉がありますが、まさに一種の宗教団体の勧誘のようになっているのです。

ある賢明な患者さんが「40パーセントの分子と分母を教えてください」と質問をしたところ、説明役の医師は「いまは手元に資料がない」と言って、答えられなかったそうです。

では、体外受精の現実的な妊娠率はどのくらいでしょう。

卵子を戻したところをスタートライン、子どもが生まれたところをゴールとした場合は「生産率」という言葉で表現されます。そして日本産科婦人科学会によると、体外受精における移植周期あたりの生産率は、平均で16・1パーセントでしかありません。

せっかく卵子を戻しても、それが赤ちゃんとして生まれてくる確率は7分の1、つまり体外受精は7回のうち6回は失敗するのです。これほど妊娠率の低い医療行為でも、「ノアの方舟」のような最後の希望の手段として期待されている現状があります。そして、次の章で詳しく述べるように、無秩序な公的助成の対象になることは、おかしいと言わざるをえません。

「妊娠率」と「臨床妊娠率」は異なる

体外受精の妊娠判定は、当初より難しいものでした。

少々古いデータになりますが、次ページのグラフ①を見てください。これは日本産科婦

グラフ①

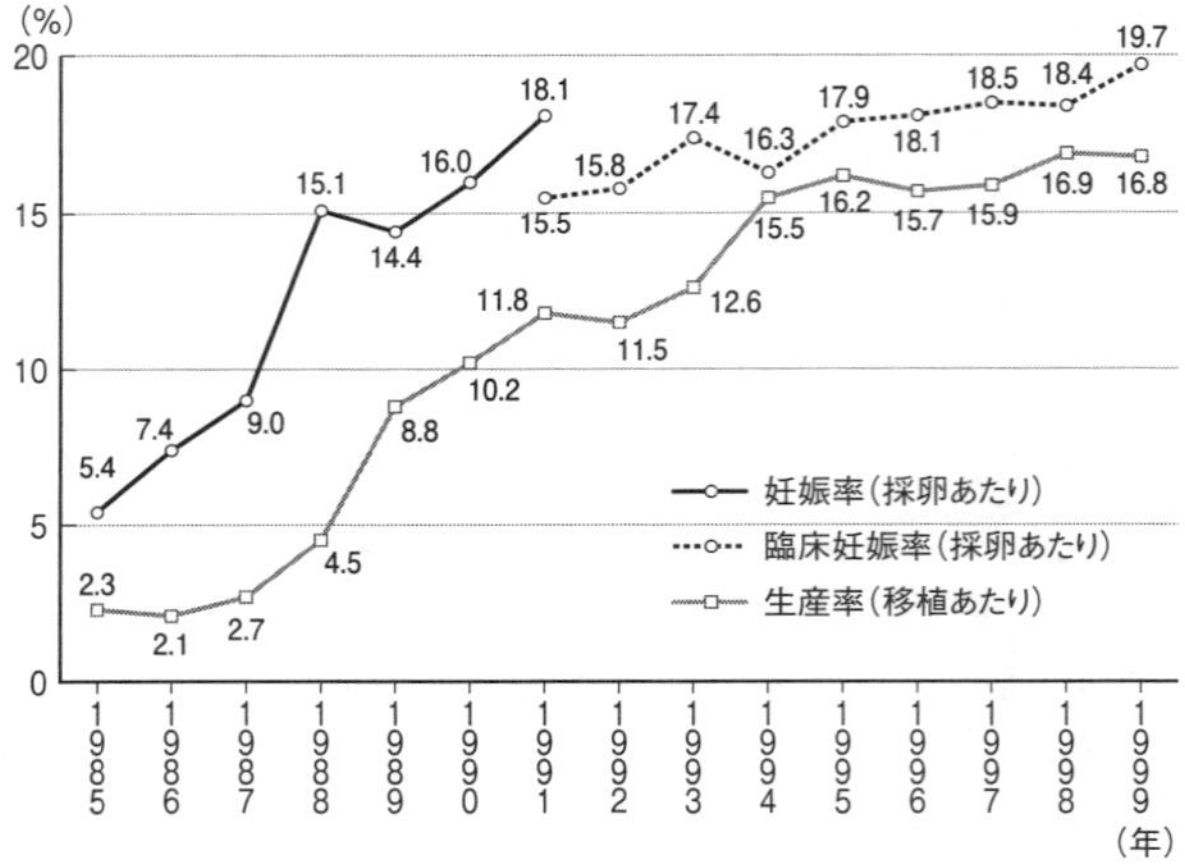

体外受精・胚移植の妊娠率・生産率の年次推移(日本産科婦人科学会調べ)

人科学会が妊娠率と生産率の統計を取ったものです。

このグラフを見ればわかるとおり、日本でも体外受精が本格的にスタートした1985年から90年あたりまで、体外受精での妊娠率は順調に推移していました。

スタートした1985年の段階では5・4パーセント、そして99年になっても20パーセントに届いていません。そして、この傾向は今日においてもまったく変わりません。

日本産科婦人科学会は、その後に示したガイドラインで移植する卵子の数を規制してきましたので、体外受精による妊娠率は現在は20パーセントを割り込み、15パーセント程度にとどまっています。

さて、このグラフで注目していただきたいのは１９９１年の数値です。

このグラフの線は91年のところで断裂しており、15・5パーセントと18・1パーセントという二つの妊娠率が記載されていることがわかると思います。

じつはこのうち、18・1パーセントは「妊娠率」、そして15・5パーセントは「臨床妊娠率」というものを指しています。つまりこの年以後、妊娠率は「臨床妊娠率」で表すことになったため、それ以前の数値とは連続性がなくなったということです。

では、この「臨床妊娠率」とはなにを意味しているのでしょうか？

不妊治療の世界では、排卵を誘発する注射として「ｈＣＧ製剤」というものが頻用されます。とくに体外受精ともなると、ｈＣＧ製剤はきわめて頻繁に用いられます。というのも、ｈＣＧ製剤には妊娠を継続させる作用があるからです。

ところで、一般に妊娠反応に用いられる尿検査は、尿中のｈＣＧを検出し、その数値で妊娠の有無を判定します。そのため、実際に妊娠していないのに、尿検査で妊娠反応が出てしまう、「偽陽性《ぎようせい》」という問題が出てきました。

たとえば、体外受精を受けた女性が、医師から「妊娠しています」と言われたのに、その後生理が来てしまったというケースが後を絶ちませんでした。じつはこれはｈＣＧ注射による反応にすぎなかったのです。

こういうことが起きるのも、尿検査のみで妊娠判定しているためです。

「偽陽性」の問題を重く見た日本産科婦人科学会では、1991年から妊娠判定を超音波検査に変えました。これは子宮の中に赤ちゃんが入っている袋である胎嚢を、超音波検査によって確認する方法です。この検査の結果で妊娠と判断されることを「臨床妊娠」と呼びます。先のグラフの「臨床妊娠率」とは、この検査によって妊娠と判断された方の割合を意味しています。

「卵子の年齢」のウソ

女性が妊娠・出産ができる可能性を判断するうえでは、これまでいくつかの指標が参考にされてきました。

まず、30〜40年も前から、卵巣の老化の指標として用いられてきたのはFSH（卵胞刺激ホルモン、Follicle-Stimulating Hormone）です。これは一言で言えば、卵子を育てるホルモンです。

FSHの値は、年を取ることで上がっていきます。加齢とともに卵子は成熟しにくくなるため、卵子を育てるホルモンであるFSHの分泌量が多くなるわけです。20〜30代では大体一桁ですが、40代から二桁代になり、その後は70歳に入ると70ぐらいというふうに、ほぼ実年齢に即して上がっていくため、長い間これが唯一の指標として用いられてきました。

15年ほど前に、あらたにAMH（抗ミュラー管ホルモン、Anti-Müllerian Hormone）という指標が登場しました。この検査がその後普及したことで不妊診療が激変しました。

AMHは卵胞の中にある卵子を取り巻いている顆粒膜細胞から出されるホルモンです。人間の卵子の大きさは0・1ミリぐらいでヒトの細胞では最大のもので、目を凝らせばギリギリ見えるぐらいの大きさです。この大きさは、排卵のプロセスが進む間ずっと変わりません。一方、卵子を包んでいる「卵胞」という袋は、しだいに大きくなっていきます。排卵直前には平均22ミリにまで達すると言われ、超音波検査でその姿を明瞭に見ることができます。

受精とは1億〜3億の精子の中で最後の1匹だけが受精するという過激な生存競争ですが、卵子にもそうした生存競争があります。

卵巣の中では、1カ月に10個から50個の卵胞が排卵に向けて育ちますが、この生存競争の中で、あるときから一つだけ大きくなり、それが排卵されます。残りの負けた卵子は、全部、アポトーシス（細胞自殺）という機序《きじょ》で消えていきます。

女性の卵子の数は年を取るとどんどん減っていきますが、卵子の数が減っていくと、この生存競争のレースにエントリーする卵子も減ってくる。したがってＡＭＨの値は、卵巣の中にある卵子の数と相関すると言われているのです。

このＡＭＨという新しい指標が登場したことによって、実際の年齢に関係なく、採血だけで妊娠できる可能性の高さがわかるようになりました。

ＡＭＨの測定は保険診療ではありません。もともと検査には3万～4万円がかかっていましたが、普及するにつれて、1万円前後の料金で行っているクリニックが大半です。中には患者さんを体外受精へ誘導するためでしょうか、３０００円程度で行っているところもあります。

最近では、女性がクリニックのドアをノックするや、ＡＭＨを測るところが多いのです。そして値が出てくると、「あなたの実年齢は35歳だけれど、ＡＭＨの値を見ると42～43歳に相当します。体よりも卵巣が年を取っているということです。一日も早く体外受精をしないと、子どもを授かることはできませんよ」というストーリーになるわけです。

こういう話を、私は不妊治療を経験した女性からどれだけ聞いたかわかりません。ようするにAMHの検査は、ていよく患者さんを体外受精へと誘導するためのツールなのです。

AMHの値は当てにならない

体外受精の問題を語るうえで、「AMH」の問題は避けて通れませんので、もう少し詳しく解説します。AMHと卵子の数、卵巣年齢との関係を理解するには、抽選会や福引きなどでよく使われる、ガラガラと回して玉がポンと1個出てくる抽選器を思い浮かべていただくとわかりやすいかもしれません。

抽選器には通常、いろいろな色の玉が入っています。でもここでは、話をシンプルにするために、「白い玉＝ハズレ」と「赤い玉＝当たり」の2種類の玉だけが入っていると考えてください。卵子に置き換えた場合、「赤い玉が、赤ちゃんになりうる卵子」で「白い玉が、そうでない卵子」ということになります。

まだ年齢が若い女性の卵巣の場合、その中に入っている玉の数そのものが多いだけでなく、「白い玉」よりも「赤い玉」の割合が高い、という特徴があります。当然、この抽選器をまわした場合は、「赤い玉」が飛び出すことが多くなります。

しかし年齢が進むにつれて、玉の数全体が減っていくとともに、「赤い玉」と「白い玉」の比率も逆転していきます。年齢が上がるにつれて、「白い玉」が出てくる割合が高くなるのはそのためです。

ただし、ここで大切なことは、「毎月出てくる玉は1個だけ」ということです。

つまり、「AMHの値は玉全体の数と年齢が相関する」という、ただそれだけのことなのです。AMHの値によって、「玉の色」まで評価することはできません。

20代の女性であれば、1年に12回排卵があれば、そのうち7～8回は「赤い玉」が出てきます。そして35歳であれば4～5回程度、40歳に近づけば2～3回程度に減っていくだろうと予想できます。しかし、年齢が高いからといって、「赤い玉」がまったく出てこないというわけではありません。

繰り返しますが、AMHという値からは、「赤い玉」と「白い玉」の比率については読みとることができません。むしろこの「卵の質の評価」に関しては、以前から使われていたFSHの値のほうが相関性が高いのです。にもかかわらず、AMHの値をもって体外受精に誘導されるというケースがいまも後を絶ちません。

AMHの値が、それほど絶対的なものではないことは、次の表からも明らかです（表①

表①

	採卵1回目	ポリープ手術	移植1回目	採卵2回目	採卵3回目	採卵4回目	採卵5回目	移植2回目
	D3	D3	D3	D3	D3	D3	D3	D3
AMH	3.1	2.4	0.4	2.3	2.3	0.7	4.6	3.2

を参照)。これは体外受精にエントリーされたある方のAMHの値です。8回にわたり、生理3日目にAMHの値が測定されています。

AMHの検査は健康保険適用外で、通常1万〜1万5000円がチャージされるため、1回のみしか検査を行わない場合がほとんどです。ところがその値だけで、その人の卵巣の卵の数の指標、ひいては卵巣年齢と診断されてしまいます。

この表でAMHの値が高くなっている周期は、サバイバルレースにエントリーする卵子の数が多い時期にあたります。さらに重要なことは、これが必ずD3、すなわち毎回生理3日目に測定された信頼できる数値ということです。

この方はある年の1年間で、都合8回AMHの値を検査していますが、AMHの値は0・4〜4・6まで幅があり、激しい変動があります。このうちでいったいどの数値が、彼女の卵巣年齢なのでしょうか。一度だけの検査の数値を鵜呑《うの》みにすることは危険です。

ちなみに、これは男性の場合も同様です。セックスが成立するカップルの場合、不妊治療の際に男性は精液検査しかなされませんが、精子の数や運動率も、やはりアップダウンがとても激しいのです。しかし男性の中には、「数が少ない」「運動率が悪い」と言われると、男性として否定されたように感じる人もいます。男性因子は、コンディションによって変動します。仕事がきつい繁忙期と、リラックスできる時期とでは、ほとんどの場合、後者のほうが数や運動率が高いのです。こちらも、一度だけの検査結果を鵜呑みにしないことが大切です。

AMHの値が悪くても妊娠する

AMHの値があまり当てにならないことは、私が「不妊ルーム」でフォローアップした結果、妊娠された40歳の女性の例からもわかります。この方をHさんとしましょう。

Hさんは2003年に結婚し、子どもに恵まれなかったため、2006年から不妊治療を開始しました。1年以上タイミング法による治療を行ったのち、人工授精を10回以上も行いましたが、妊娠に至りませんでした。その後、体外受精にエントリーして3回目の体外受精で第一子を授かりました。このとき彼女は36歳でした。

Hさんは2011年から2人目の出産を希望して、再度不妊治療を始めました。このときにAMHの検査を行ったところ、その数字は0・82でした。それでHさんは、医師から「50代半ばの女性の数字だ」と伝えられたそうです。

そこで、すぐに体外受精を行うように勧められ、あらためて体外受精を行うことになりました。

しかし、これがとてもおかしな話であることは、少し考えればわかります。なぜなら、もし「50代半ばの女性の数字」であれば、妊娠はありえないからです。それなのに、この医師はHさんたちカップルを体外受精にエントリーさせようとしたのです。

とても残念なことですが、体外受精に関わる医師にはこういう人がいるのです。

実際、Hさんは体外受精を3回行っても妊娠に至りませんでした。

彼女が「不妊ルーム」に相談に来られたのは、このあとのことでした。すでに彼女は40歳になっていました。

私はまず、卵巣機能の指標である生理中のFSHの値を調べました。Hさんの場合、その数値は30代半ばに相当するものと判断しました。しかし、女性ホルモンの指標と考えられているDHEA（デヒドロエピアンドロステロン、Dehydroepiandrosterone）の値を調べてみると低かったので、私は彼女にDHEAサプリメントの服用を勧めました。

また彼女はプロラクチン（乳汁分泌ホルモン）の値も若干高かったので、これに対する治療も行いました。そして漢方薬も併用するという内科的なフォローアップを行ったところ、結果的にHさんは妊娠に至りました。

彼女が当院に来たとき、「高度生殖医療はもうあきらめました。やりきったと思います。もしまだ少しでも自分に妊娠する可能性があるならば……」とおっしゃいました。私にはこの言葉がとても印象的でした。

このことからもわかるように、「AMHは卵巣年齢の指標」という言い方は、決して正確ではありません。AMHの値が示すものは、卵巣の中に残されている卵の数の指標にすぎないのです。

第3章
体外受精の深い闇

あまりにも高額な医療費のもとで「ギャンブル」化する体外受精

不妊治療がタイミング法、人工授精、体外受精―胚移植というステップで行われることはすでにお話ししました。

このうちタイミング法には保険診療が適用されるのに対し、人工授精、体外受精は自由診療です。自由診療とは医療行為を受ける側の希望に対して医師が応じるというかたちで行われるもので、基本的に料金設定も自由です。人工授精は1回あたり2万～3万円、体外受精の料金はだいたい1回40万～80万円ですが、高いところでは、100万円を超えるところさえあります。

こうした高額の体外受精を何度も繰り返したにもかかわらず、なかなか結果が出ず、ギャンブル中毒のようになってしまった結果、1000万円以上のお金をムダにしたうえに子どももできず、心身ともにボロボロになってしまった患者さんにお会いすることもあります。

体外受精が他の自由診療と根本的に異なるのは、これもすでにお話ししたとおり、その妊娠率がきわめて低く、いわば「失敗して当たり前」の医療だということです。

たとえば審美歯科で歯並びを矯正《きょうせい》する場合、歯並びが必ずきれいにならなければ、100万円近くもする治療費を誰も払わないでしょう。目を二重まぶたにすることも同じで、基本的に自由診療は「成功して当たり前」、もし失敗すれば訴訟リスクを抱えることにもなりかねません。

ところが体外受精が失敗すると、患者さんは必ず医師から次のようなことを言われます。

「ご主人の精子に力がなかった」

「卵子に育つ力がなかった」

こうした言い回しを私は、体外受精を受けた方からどれだけ聞いたかわかりません。体外受精の失敗は、卵子の質や精子の力のせいにされてしまいがちなのです。

おかしいのは、ここに「医療機関の技術」に対する評価が抜けていることです。現実には、医師や胚培養士《はいばいようし》の技術、スキルが低いせいで体外受精に失敗するケースも多いのです。しかし体外受精を行う医師の側は、自分たちの力がなかったことなど認めようとしません。

ところが、あるクリニックで体外受精を5回試みてすべて失敗した方が、私が紹介した別の医療機関で、たった1回の体外受精で妊娠してしまうようなケースも多々あります。

こういう例からもわかるとおり、体外受精が失敗した責任を負うべきなのは患者さん側の卵子や、精子の「力」だけではなく、医療機関の側の実力も問われるべきなのです。
それを象徴する、ある患者さんの例を紹介します。かりにSさんとしましょう。
以下は、Sさんから最初に届いたメールの文面です。

はじめまして。私、＊＊＊産婦人科にて治療を始め3年半になるSと申します。
34歳のとき、＊＊＊産婦人科に通いはじめ現在37歳です。
長いことタイミング療法（14回）を続けていたのですが妊娠に至らず、
2年ぐらい前から人工授精に切り替えました（人工授精12回）。
それでもできないので昨年5月から体外受精を受けはじめたのです。

1度目　昨年5月から排卵誘発を始めたのですが、
　いざ採卵というときにすでに排卵しており採卵できず。
2度目　7月に2個採卵をしたものの受精せず。
3度目　9月に3個採卵し、そのうち2個顕微で受精し、
　ETするも妊娠に至らず。

4度目　今年1月に2個採卵し、顕微で1個受精するも、
胚分割せずETに至らず。

今年9月で38歳になってしまい、もうのんびり＊＊＊産婦人科にまかせているのはどうかと思っております。そんなところに知り合いの方から「私は＊＊＊産婦人科に通っていたが不安を覚えて、放生先生に相談した」との話を聞いて御相談申し上げたいと思ったのです。先生はどうお考えになりますか？

私はこのメールに対して、「有益なアドバイスは行えると思うので、一度相談に来てみませんか」と返信しました。

体外受精に4回もトライしながら、1度しか胚移植に至っていないこと、また、採卵すらできなかった周期があることなどから、私はSさんに「医師の能力や胚培養士の技量にも問題があるかもしれない。このあたりで、レールのポイントを切り替えることがいまのあなたにとっていちばん大切なことだと思う」とアドバイスしました。

そして最後に、「あなたの失われた3年半を取り戻せるかどうか、それはなんとも言え

ません。しかし、それを取り戻す最大限の努力はいたします」と彼女に伝えました。

それからしばらくして、彼女は私のところに相談に見えました。ご本人は今後も体外受精を受けたいという明確な意志をおもちでした。私はＡＲＴの水準が高い不妊治療の専門医療機関に彼女を紹介しました。

しばらくすると、Ｓさんからまたメールがありました。

前医では、左の卵巣の位置が悪いと言われ、「採卵がとても難しい。左で卵胞が育った場合は人工授精に切り替えます」と言われていたのです。

それを●●先生に言ったところ、

「たしかに左の卵巣は採卵のときに子宮をかすめるギリギリの位置だけど、うちは採取しますよ。無理やりにでも絶対採ってみせますから」と、恐ろしいような頼もしいようなコメントをいただきました。

実際、Ｓさんは1回だけの体外受精で妊娠し、無事に母になることができました。ようするに、彼女の場合は卵子にはなんの問題もなく、受診していた医療機関の質のほうに問題があったわけです。

じつはSさんが治療を受けた二つの医療機関は、数キロメートルしか離れていません。しかし、その距離を埋めるのに、3年半の歳月を要したわけです。

体外受精のモラルハザード

どんなに立派な理念で始まったものも、状況に巻き込まれていく中で変わってしまうというのは、きわめてよくあることですが、私は不妊治療に関しても同じことを感じています。不妊治療を行う医療機関における、一種のモラルハザードの問題です。

私にとって忘れがたいのは、私たち夫婦が不妊治療に通っていたあるクリニックで目撃した次のような風景です。

そのクリニックでは、診察室と待合室との間のドアが開けっぱなしになっていて、診察室に内診台が2台ありました。Aさんという患者さんが先に内診を済ませて椅子に座ると、次のBさんがもう1台の内診台の上に乗ってスタンバイし、まるで流れ作業のような診察がなされていたのです。

当然、これではAさんと医師との会話がBさんに筒抜けです。プライバシーの侵害というレベルではなく、これは明らかな人権問題です。私がのちに不妊治療に悩む患者さんの相談を受け始めた原体験《げんたいけん》です。

体外受精ではなぜ、そのような杜撰《ずさん》な診療が現在もまかり通っているのでしょうか。

一言で言えば、たくさんの患者さんをこなさなくては、クリニックが立ちゆかないからです。短時間に患者さんを次々にさばかなくてはならないため、工場のベルトコンベアー作業のようになっている。内診台を診察室の中に2台も入れるという、医療の常識では考えられないようなことも、何年間も続けているうちにその医師にとって、常識になって今日に至っているのでしょう。

この他にも、体外受精におけるモラルハザードは進んでいます。

たとえば、体外受精を行うかどうかを判断するうえで、とても大切な子宮卵管造影《しきゅうらんかんぞうえい》という検査があります。

子宮卵管造影が大事な理由は、体外受精の絶対適応となる卵管因子《らんかんいんし》、つまり卵管が詰まっているかどうかを確実に判断できる検査はこれしかないからです。しかし、この検査を私が重視する理由は、もう一つあります。じつはこの検査をすると、その後の3カ月間から半年間、妊娠しやすくなるのです。

卵管はとても細い管ですが、そこに造影剤を通すことによって管の中が洗浄され、その中を卵子が転がりやすくなり妊娠の確率が上がる――これは不妊治療に関わる医師ならば誰でも知っていることです。

ところが、実際に子宮卵管造影が行われる現場を見ると、一度に何人も患者さんを集め、芋《いも》洗いみたいな感じで同時に卵管造影を行うクリニックがあります。

検査後も、写真を1枚だけ撮って（通常は時間をあけて3枚撮ります）、「あなたの卵管は大丈夫です」と言われて終わりです。いまは患者さんの側にリテラシーがついてきたので、「子宮卵管造影の結果の写真のコピーが欲しい」と言えば、どのクリニックでもCDに焼いてくれますが、レントゲン写真をコピーして、真っ黒な紙を渡したという医師もいて、その黒い紙を見た私はびっくりしました。

たくさんの患者さんにたいして同時に検査が行われているので、「ほんとにこの写真が自分の写真かどうか不安で仕方がない」という患者さんがいます。じっさいに写真の取り違えが起きることはないのでしょうが、検査を受ける側が不安になる気持ちは理解できます。

どうしてこういう雑な検査になるかと言えば、子宮卵管造影はあくまで体外受精に患者さんを導くためのプロセスにすぎないと考えているからではないでしょうか。

1回の体外受精に40万円から80万円もかかるクリニックでも、使い捨ての針や既成品の培養液などを全部合計しても、その都度にかかる器材の原価はせいぜい3万〜4万円程度です。それなのに高額の請求がなされるのは、そのほかのランニングコストがとても大きいからです。

体外受精の高コスト構造

体外受精のクリニックが高コスト構造になってしまうのには、はっきりとした理由があります。ふつうの医療機関、たとえば通常の婦人科クリニックであれば、医師と看護師と医療事務の人がいればワークします。しかし体外受精などの高度生殖医療を行う医療機関は、「胚培養士」というスタッフがいないことには動かないのです。

そこで、胚培養士の登場に至る不妊治療における培養の歴史を、ここで少々振り返ってみます。

体外受精が普及しはじめた当初は、体外受精のための一連の作業、つまり培養や、顕微授精は医師自身が行っていました。しかし婦人科医はこうした作業の他に、通常の婦人科診療などがありますから、体外受精のスキルアップまでは、なかなか手がまわりません。そこで、いわば婦人科医療の間隙をぬうようなかたちで、胚培養士（エンブリオロジスト）という人たちが出てきたのです。

胚培養士は医師ではありませんから、医学部を卒業している必要はありません。実際、獣医学部や農学部出身者などが多く、それまでは家畜等の体外受精、顕微授精などを行ってきたというバックグラウンドの持ち主が多いのです。いわば卵子を扱うプロフェッショナルですから、この分野においては医師よりもはるかに優秀であることがはっきりとしてきました。

そうした流れの中で、体外受精などを行う高度生殖医療機関には、待合室や診察室に加えて胚培養士が体外受精、顕微授精、培養などを行う部屋が必要となったのです。

胚培養士が働く部屋を、私は「ラボ（ラボラトリー）」と呼ぶようにしています。まさにそこは技術がモノを言う、一種の研究室です。体外受精のスキルやノウハウは、このラボの中にファイルされています。体外受精がうまくいき妊娠できるかどうかは、そのクリニックにおける「ラボ力」の差だと言っても過言ではありません。

高度生殖医療を行う医療機関は、胚培養士を雇用しなければなりません。胚培養士をたくさん抱えるほど、クリニックのランニングコストはかさみます。そして、そのコストが患者にかぶさってきます。

体外受精の医療機関はつねに多くの患者さんを必要とするため、ホームページに算出根拠が曖昧な高い「妊娠率」を載せたり、口当たりのいいキャッチフレーズやファンシーなデザインなど、あの手この手が使われています。

いまは地方でも不妊治療のクリニックが増えています。そして、地方で成功したART医療機関が、東京や中核都市にサテライトをつくるという流れができつつあります。地方とは比較にならないほど不妊に悩む患者さんが多く、ビジネスとして見た場合、大都市はとても大きなマーケットだからです。

最近開院する高度生殖医療を行うクリニックは、待合室をホテルのロビーのように豪華なつくりにして、「病院」というイメージを抱かせないような感じにしているところがたくさんあります。もちろん、ゴージャスにするにはそれだけのお金がかかりますから、やはり多くの患者さんを体外受精に誘導しないことには、クリニックとしての経営が成立しなくなります。体外受精にかかるコストはこうしてどんどん高くなり、患者さんに転嫁されてしまうのです。

しかも、あとの章で詳しく述べる膨大な「公的助成」が注ぎ込まれているわけです。

ロング法・ショート法は女性の体をボロボロにする

体外受精の問題は、医療費が高額なのにもかかわらず妊娠率がきわめて低いことだけではありません。直接的に女性の健康に関わる副作用が、いくつも指摘されているのです。

いま、多くのART医療機関では卵子を採るときに、排卵誘発のためにhMGという注射を何回もします。こうして卵巣を刺激する方法を「刺激法」といい、その中でも排卵を促すLHサージ（排卵が起きる前兆）を抑える薬を長期間使う方法を「ロング法」、短期間のものを「ショート法」と呼びます。この2つの方法は世界中で標準的な体外受精の排卵誘発方法として用いられていますが、女性にきわめて重い負担をかける医療です。

ロング法による採卵を経験されたある方から、私はこんなメールを受け取ったことがあります。

「お尻が真っ赤になる痛い注射

お腹がパンパンになる注射
我が家の家計を圧迫する高い注射
でもこの注射に耐えなければ、私はわが子には会えない」

女の人の体からは通常1周期に1個しか排卵しませんが、その一つの卵子が排卵されるために、卵巣の中で10〜50個の卵子の間でサバイバルレースが行われます。体外受精をする際に使える卵子が一つだけでは心許ないので、こうした刺激法ではhMGを何回も打つことで、成熟卵子を10個も20個も育てます。

そうやって育てた卵子を一斉に採卵し、そこに精子を振りかけたり、顕微授精をして、よい分割卵だけを戻すのです。まさに「下手《へた》な鉄砲も数打ちゃ当たる」の発想ですが、これが体外受精のメインストリームの考え方なのです。

またこれは体外受精とは別の話ですが、以前は強い排卵誘発を行った結果、四つ子や五つ子が頻繁に生まれ、「四つ子ちゃん」「五つ子ちゃん」といった話題がマスメディアで取り上げられたことがありました。

まるで微笑《ほほえ》ましいエピソードのようにメディアでは取り上げられましたが、これは排卵誘発剤によってたくさん飛び出した卵子が、４個も５個も受精してしまい、そのまま妊娠が継続したことによるいわば当然の結果なのです。その後、メディアにこうした話題が出なくなったのは、婦人科医が排卵誘発剤の使用に慎重になったからです。

しかし体外受精ともなると、先に述べたとおりスタートラインで多くの卵子を必要としますので、強い排卵誘発剤であるｈＭＧ製剤を頻用せざるをえません。

ｈＭＧ製剤は排卵を誘発し、多くの卵子を成長させると同時に、血管に働いて、血管の中から水分を外へ引っ張り出すという性質があります。

その結果、相対的に血管の中の血液が濃縮されます。血液は濃縮されると、血小板《けっしょうばん》の働きによって赤血球《せっけっきゅう》同士がくっつきやすくなります。赤血球がくっついた塊を血栓《けっせん》と呼びますが、それが体の中を巡って頭の血管に詰まってしまい、脳梗塞《のうこうそく》に至るわけです。過去には脳梗塞による死亡例もありました。

いまでは脳梗塞になる不妊患者さんの例は少なくなりましたが、ないわけではありません。しかし、血管から外へ出た水分が骨盤にたまり、腹水《ふくすい》になってしまう卵巣過剰刺激症候群（ＯＨＳＳ）はいまも日常茶飯事です。「ロング法を採用したためにお腹がパンパンになってのたうちまわった」とか「お尻が真っ赤に腫れて椅子に座れなくて大変だった」

という患者さんの話を、私もとてもよく聞きます。

胚培養士は刺激法採卵の体外受精は受けない

かつて「不妊ルーム」に体外受精カウンセリングに来られた患者さんで、忘れられない方がいます。この方をかりにEさんとしましょう。彼女は遠方からわざわざ私のところに来られたのですが、二人目のお子さんを希望しているということでした。

Eさんは、大きな病院の産婦人科の生殖医療部門の胚培養士でした。

彼女が勤める病院では、もちろん体外受精を行っています。私がすぐに思ったのは、なぜご自身が勤めている病院で体外受精を受けないのだろう、ということでした。

一般的に言って、自分が勤めている病院で治療を受けるとなにかと融通が利くものです。たとえば、医療機関等によっては職員割引などがあったりもします。実際、Eさんが勤めている病院でも、職員は体外受精の医療費が半額になるということでした。

Eさんの勤める病院でも、たしかに体外受精をやっていました。ところが、Eさんがその婦人科の先生に尋ねたところ、「自分はロング法でしか採卵することができない」と言われたそうです。そこでEさんは自分の体を大切にするため、自然周期で体外受精を行う信頼できる医療機関を紹介してほしいと、はるばる遠方から訪ねて来たのです。そこで、私は彼女の希望に沿った体外受精を行ってくれる医療機関の紹介状を書いて渡しました。

またこれは別の患者さんの例ですが、医師から体外受精を勧められ、もうすぐエントリーするという直前で相談に来られた方がいます。この方をFさんとしましょう。

表②は、ロング法での体外受精の治療スケジュールを示したものです。

「ロングプロトコール」と書かれているとおり、Fさんはロング法で採卵を受けるはずでした。ロング法ではhMG製剤が頻用されるとは知ってはいましたが、実際にその回数を目の当たりにしたとき、私は本当に驚きました。これだけ大量の注射をひとりの女性に行って、卵巣過剰刺激症候群が出現しないほうが不思議です。

35歳という年齢と、FSHの値が10を超えていた事実から、ロング法採卵での体外受精はしないよう私はFさんにアドバイスし、自然〜低刺激周期での採卵を行う医療機関への紹介を行いました。その後のFさんから連絡がありませんので、経過は不明ですが、ロング法で行うよりはよい結果が出ていると信じます。

表②

日付	Long Protocol
7/23	プラノバール内服24日間
8/15	イトレリン開始1日2回朝夜両鼻1噴霧ずつ（9/1　hCG注前夜もしくは使い切るまで）
17	プラノバール内服終了
21 22	（このあたりで月経あり）
24	フォリルモンP 300IU　皮下注射
25	フォリルモンP 300IU　皮下注射
26	フォリルモンP 150IU　皮下注射
27	フォリルモンP 300IU　皮下注射
28	フォリルモンP 300IU　皮下注射
29	フォリルモンP 300IU　皮下注射　　卵胞計測
30	フォリルモンP 300IU　皮下注射
31	フォリルモンP 300IU　皮下注射　　卵胞計測
9/1	フォリルモンP 300IU　皮下注射
2	午前6時hCG 10,000IU　筋肉注射
3	午後4時　採卵（超音波検査で採卵できない状態であればキャンセル） 精液採取（16:30〜17:00に夫来院）
4	プロゲステロン50mg　筋肉注射
5	プロゲステロン50mg　筋肉注射 午後5時　胚移植
6	プロゲステロン50mg　筋肉注射
7	プロゲステロン50mg　筋肉注射
8	プロゲステロン50mg　筋肉注射
9	プロゲステロン50mg　筋肉注射
10	卵巣確認（OHSS check）プロゲステロン50mg　筋肉注射
11	プロゲステロン50mg　筋肉注射
12	プロゲステロン50mg　筋肉注射
13	プロゲステロン50mg　筋肉注射
14	プロゲステロン50mg　筋肉注射
15	プロゲステロン50mg　筋肉注射
16	プロゲステロン50mg　筋肉注射
17	妊娠判定（尿検査）　診察前に採尿 陽性なら黄体ホルモン注射追加指示あり　1週間後、超音波検査

※フォリルモンPがhMG、プロゲステロンは黄体ホルモン製剤

不妊治療でがんが増える？

ロング法をはじめとする刺激法は、何度も繰り返すと卵巣がんを増やしてしまう副作用がある、と指摘する産婦人科医もいます。刺激法による体外受精では卵巣に何回も針を刺すことになるため、そうした物理的な刺激の繰り返しによって、卵巣がんを誘発させるというのです。

この可能性を指摘していたのは、大阪で不妊症専門婦人科クリニックを開業していた假《か》野《の》隆司《たかし》氏です。假野氏はその著書『体外受精は究極の不妊症治療ではない』（栄光出版社）の中で、刺激法の発がん性について指摘しました。私はこの本を読むまで両者に関係があることを知りませんでしたが、可能性としてありうる話です。

刺激法による体外受精による発がんの可能性は、卵巣がんだけではありません。いまはどこの病院でも、多くの若い女性が乳腺《にゅうせん》外科を受診しています。乳腺外科とは、そもそも乳がんかもしれない、という不安をもつ女性を対象にしています。そして乳腺外科の問診票には必ずと言っていいほど、不妊治療経験の有無を問う項目があるのです。つまり乳腺外科の医師は、不妊治療と乳がんとの間に、なんらかの関係性があると考えていることになります。

元NHKのアナウンサーで、女優やエッセイストとしても活躍された絵門《えもん》ゆう子さんは、2006年に49歳で乳がんで亡くなりました。彼女は亡くなる直前まで、朝日新聞紙上で日記をずっと連載していました。この連載はのちに『絵門ゆう子のがんとゆっくり日記』(朝日新聞出版)という本にまとめられましたが、その中にこんな記述があります。やや長いですが、大事なところなので引用します。

結婚して子どもを授かりたかった。高年齢のため焦り、不妊の専門医に行った。ホルモン剤を処方された。副作用がひどかった。訴えると「みんなそれくらい我慢してるんだ。あんた子どもほしいんだろ!」と医師に怒鳴られた。不妊にかかわって何かすることを一切やめた。

その1年半後、自然に赤ちゃんを授かった。だが、すぐに切迫流産で入院。流産を止めるためと言われ、毎日ホルモン注射を受けた。しかし4日後に流産。乳がんへのリスクの説明を何もされず随所で使われたホルモン剤。それがホルモン感受性がある私の乳がんの引き金になった。それを知ったのはこの3年後、聖路加に入院した時だった。

命を授かることに焦った自分を恥じた。乳がんは、強欲に新しい命を望んだ私への天罰だと思った。過去を振り返り、材料を集めては自分を責める作業を始めた。でもやめた。がんになる素晴らしい人はたくさんいるし、がんにならない素晴らしくもない人もたくさんいるのだから。

（『絵門ゆう子のがんとゆっくり日記』173ページ）

事実、いま日本では若い女性の乳がんが増えています。この原因の一つは乳製品の摂りすぎなど食生活の欧米化だと言われていますが、それだけではなく、不妊治療との関係も疑われているのです。

不妊治療を脇に置いても、乳がんと妊娠の関係は要注意です。かりにある女性にちいさな乳がんがあって、その後に妊娠すると、多くの場合がんの進行が早まります。なぜなら妊娠すると、エストロゲンや黄体ホルモンといった、妊娠を継続するためのホルモンが大量に出つづけます。そして、そのホルモンが、がんの発育も促進してしまうのです。妊娠とがんを併発したために、24歳の若さで亡くなった人の話も間接的に聞いたことがあり、これは決して珍しいことではありません。

専門的な話になりますが、乳がんにはエストロゲンレセプターの有無によって、エストロゲンレセプター感受性乳がんと、非感受性乳がんに区別できます。エストロゲンレセプター感受性乳がんと不妊治療との間には、なんらかの関係性があるかもしれません。なぜなら、体外受精では、hMG製剤を頻用することにより、エストロゲンが過剰に分泌されることになるからです。

乳腺外科の専門医二人に「エストロゲンレセプター感受性乳がんと、不妊治療の関係はあるでしょうか?」と尋ねてみたことがあります。一人の医師からは返事は来ませんでした。そして、もう一人の専門医からは、こんな返事が来ました。「そう言えば、私がこれまで担当した不妊治療経験者の乳がんは、すべてエストロゲンレセプター陽性だった気がする」。あくまでも一つの可能性にすぎませんが、不妊治療にはなんらかの副作用があることも、あらかじめ知っておくことが必要です。

hCGは卵胞の自然消失を妨げ遺残卵胞を増やす

hMGだけでなく、hCGにも注意を促すべき問題があります。hMGとは卵巣の中の卵子をより多く育てるために、頻繁に行われる注射です。この注射の問題点として、卵巣過剰刺激症候群(OHSS)が出やすいということはすでに説明しました。

hCGは強く排卵を誘発させる注射で、タイミング法の段階から婦人科の医師が「妊娠しやすくなる注射です」とか「より確実に排卵させる注射です」などと言って、簡単に使おうとします。

さらに不妊治療の第2段階の人工授精ともなると、精子を注入するタイミングに合わせて排卵を促すために、hCG注射は頻用されます。刺激周期採卵の体外受精においては、この注射なしに採卵はできませんので、必要不可欠となります。

ところが自然周期採卵での体外受精などを得意とする医師は、このhCGという注射をなによりも嫌うのです。というのはhCGには排卵を促すという作用の他に、卵胞のアポトーシス（細胞自殺）をブロックするという厄介な副作用があるのです。

自然周期での排卵というのは、次のように起きます。

排卵に向けてのサバイバルレースにエントリーした卵子の中で、実際に排卵するのは1個のみです。このレースに敗れたその他の卵胞は、アポトーシスにより自然消失します。

ところが排卵前にhCGを打たれることによって、排卵し損なった卵胞、すなわち自然消失するはずの卵胞がそのまま残ってしまうのです。こうした卵胞は遺残卵胞《いざんらんぽう》と呼ばれ、次の周期のサバイバルレースに向けて成熟する卵胞の発育を阻害するのです。

ですからタイミング法や人工授精、そして体外受精などで、hCGを使用する頻度が高ければ高いほど、卵巣の中はカオスに近い状態になってしまうわけです。

ロング法採卵がよい場合もある

ロング法をはじめとする刺激法採卵に関してこれまで厳しいことを述べてきました。しかしロング法によって採卵したほうがよい場合もあります。

たとえば女性の年齢がまだ若い場合、不妊の原因が卵管閉塞などの通過因子、あるいは男性因子に問題がある場合などは、ロング法での採卵を積極的に考える余地は十分あると思います。なぜなら若い女性に強い排卵誘発を行うと、たくさんの卵子が採れる場合が多いからです。

かつて私が相談にのった、ある30歳の女性が経験したケースです。彼女は両側の卵管閉塞が確認されていましたが、たくさんの子どもをもちたいという希望がありました。こういう場合、自然周期などで1回ずつ採卵するよりも、卵巣刺激を行って一度にたくさん採卵し、受精卵を凍結するほうが賢明な方法でしょう。なぜなら、受精卵をいったん凍結してしまえば、あとは随時解凍して子宮に戻し、妊娠が期待できるからです。

ここで重要な点は、女性が妊娠できるかどうかは、「女性の年齢」ではなく、「卵子の年齢」による、ということです。つまり30歳のときに採卵した卵子を、35歳や40歳になって子宮に戻しても、高い確率で妊娠が期待できるのです。

私が体外受精医療機関に紹介した女性で、他にもこんな例があります。かりに彼女をDさんとします。彼女は37歳で体外受精を行い、その際に卵子を4個採取し、幸いなことにそのすべてが胚盤胞にまで育ちました。

そこで最初にまず一つの卵を移植し、無事第一子を出産することができました。その後、Dさんは仕事に復帰したため、凍結してある卵子のことはあまり頭になかったと言います。ところが最初のお子さんが、4歳になった頃からきょうだいを望み出したのです。そこでDさんは凍結してあった胚盤胞を42歳で移植し、43歳で無事第二子を授かることができました。その理由は、移植したのが37歳のときの胚盤胞だったからです。

Dさんには、凍結された胚盤胞がまだ2個残っています。「本当に悩ましいです」と彼女は苦笑していました。

年齢の問題を脇に置いても、女性の希望として「自然周期での採卵で1、2個の卵子を採っただけでは心許ない。強い刺激を行ってたくさん卵を採ってもらったほうが、精神的に落ち着いて体外受精に挑める」ということもありえます。体外受精は健康保険適用外の自由診療である以上、本人の希望がそうであれば、私は尊重されるべきだと思います。

体外受精という医療は、まるでラビリンス（迷宮）のように、誰もが道に迷い込みやすい仕組みになっています。その中で迷子にならないためにいちばん大切なことは、どのような方法で採卵するかを含め、カップル自らがイニシアチブをもつという姿勢です。

「ステップダウン」という発想が必要

これほどまでに多くの問題があるにもかかわらず、不妊患者さんの多くは「タイミング法」から始まり、「人工授精」を経て「体外受精」に至る道だけが、不妊治療の標準ルートだという考え方の落とし穴にはまっています。ひたすら上へ、上へと登らされるだけで、いちど後戻りしてみよう、とは考えられなくなる。ようするに「ステップアップ（上り道）」ばかりで、「ステップダウン（下り道）」という発想がないのです。

私は不妊治療にこそ「ステップダウン」が必要だと感じ、多くの患者さんにそれを伝えてきました。不妊治療に行き詰まっている患者さんの中には「ステップダウン」という言葉を知って、はじめてそれまでの迷いから解き放たれたという方がとても多いのです。

こまえクリニックでのフォローアップで妊娠した人の7割は、それまでに不妊治療を経験しています。中には人工授精や体外受精を経験し、それでも妊娠しなかった人も数多くいます。ところが、こうした方々が、うちで処方した漢方薬だけで、あるいは、経口排卵誘発剤クロミッドを服用するだけで、自然に近いかたちで妊娠に至ることが少なくありません。

こうしたことが起きるのは、いったいなにを意味しているのでしょうか？　私の考えでは、体外受精が本当に必要な患者さんだけでなく、もともと自然妊娠が可能な人までも、体外受精に誘導される流れがあるということです。

女性の初婚年齢はこの十数年、どんどん上がっています。それと反比例するかのように、体外受精のエントリーのハードルがどんどん下げられています。そうした流れの中で、「不妊」の定義も変わりました。

日本産科婦人科学会では、２０１５年に「不妊」の定義を変更しました。それまでの定義では、「結婚して通常の夫婦生活をもちながら、2年間妊娠しない」状態のことを指していましたが、それを「1年間」に短縮したのです。これは明らかに社会情勢の変化に合わせたものです。なぜなら、いま40歳の人が2年間も待っていたら、体外受精をしたところで妊娠できなくなってしまう可能性が高いからです。

「ステップダウン」を阻んでいるもう一つの要因は、「医療のことはすべてお医者さんにおまかせする」という日本人特有の考え方です。しかも「A先生のところでタイミング法から人工授精までお世話になったのだから、体外受精もA先生のところでやらなくては」と考えがちな患者さんがとても多いのです。

そこで、私はこういう喩《たと》え話をします。

あなたがデパートの地下の売り場でお総菜《そうざい》を買ったとします。不妊治療においては、いちばん気楽に試すことのできる「タイミング法」がこれに相当します。そのあとでエスカレーターに乗って3階へ行って、婦人服を買いました。不妊治療においては「人工授精」がこれに相当します。さて、あなたはさらに7階に上がって、同じデパートで80万円のダイヤモンドを買うでしょうか？

たとえ一瞬、「買おうかな」と思ったとしても、これだけの高額商品をその場ですぐには買わないでしょう。他のデパートや専門店にも寄って、他のダイヤモンドと比較してみたり、本当にダイヤモンドが欲しいのかを、いったん家に帰って頭を冷やして考えるはずです。不妊治療においては、これが「体外受精」に相当することはわかると思います。

ところが体外受精となると、こういう冷静な判断が利かなくなるのです。不妊治療医療機関という建物の中に閉じ込められた状態では、後戻りする「ステップダウン」という考え方をもつことができなくなってしまうのです。

そうした雰囲気の中で、「あなたは37歳だけれど、AMHの値は1・03を示している。これは42歳に相当する数値です。ですからすぐに体外受精をしないと赤ちゃんはできませんよ」などと言われると、袋小路にはまって引き下がれなくなるのです。

女性の社会進出が不妊を増やした

現代社会は、働く女性がきわめて妊娠しづらい社会です。そうなってしまった大きな理由の一つとして、社会に進出する女性の多くが優秀なため、社会の側が彼女たちを手放そうとしない、という現実があります。

サラリーマン川柳《せんりゅう》の名作に、「『課長いる?』返ったこたえは『いりません!』」というものがありますが、そのくらいいまは女性が現実の社会の中で能力も立場ももっています。皮肉なことに、それが女性たち自身を追い込み、女性が子どもをつくりたいと思ったときに大きな障壁にもなっているのです。こまえクリニックに来る女性の中にも「今周期は仕事の関係で採血に行けません」などといった話は日常茶飯事です。

あるキャリアウーマンの女性のことを思い出します。私はうちに相談に来る女性に、必ず基礎体温表をつけるように指導しており、彼女にもそのようにしていました。

ところがその女性の基礎体温表を見ると、表の下のほうには、―↑ニューヨーク↓―、―↑フランクフルト↓―、―↑サンフランシスコ↓―などと矢印が引いてあるだけで、その部分の基礎体温の記入がすべて抜けていました。仕事で頻繁に外国へ行くため、その間は基礎体温を記録できないわけです。

これらの外国の都市名の合間には、私が処方した「クロミッド」という排卵誘発薬の名前が書き込んでありました。―↑クロミッド↓―などと書いてあるのを見ると、薬の名であるのに、まるでどこか外国の都市名のように思えてしまったほどです。

これほどまでに世界中を忙しく飛び回り、仕事にやりがいを見出している女性は、そこから足を抜くことはできません。こういう時間のない女性が不妊治療にエントリーすると、体外受精の方向へ進む確率が高いのです。

ただでさえストレスの多い現代社会を生きている女性は、不妊治療を受けると、それがさらにストレスとなり、不妊を悪化させてしまうことがあります。女性の生理周期は、2

週間の低温期を経て排卵したら高温期になり、生理が来ると低温期という具合に、1カ月に2週間ずつ低温期と高温期を繰り返します。この規則正しい生理周期は、脳下《のうか》垂体《すいたい》の下にある視床下部《ししょうかぶ》が中枢《ちゅうすう》となって司っています。

また、私たちは緊張すると心臓がドキドキします。ところが家に帰ってソファなどでリラックスしていると、しぜんに心拍数が落ちます。これは意思とは無関係に起きることで、こうしたことを司る神経を自律神経《じりつしんけい》と言います。自律神経は交感《こうかん》神経と副交感《ふくこうかん》神経からなりますが、一般的に交感神経は心拍数を速くするなど、促進的に働きます。それに対して副交感神経は抑制的に働く。その二つの神経の綱引きで、体のバランスをとっているのです。そして我々の社会は、促進的に働く交感神経が優位な社会です。

この交感神経と副交感神経の働きを司る中枢がどこにあるかといえば、やはり脳下垂体の下にある視床下部なのです。女性の生理周期を司る中枢と、自律神経を司る中枢はまったく同じ、つまり同じ指揮者がタクトを振っているわけですから、自律神経が乱れると、生理周期も乱れるのは当たり前です。

職場でいやな上司の下に異動になったとたん生理周期がガタガタになったり、極端な場合には生理が止まってしまったりすることは起きて当然です。有名な話ですが、パートナーが戦争で兵隊にとられると、きわめて高い確率で女性に無月経が起きる。これは国を問わずに起きていることです。パートナーが戦争にとられて死ぬかもしれないということほど、女性がストレスを感じ、交感神経が優位になる話はありません。

いまの不妊医療はこうした側面が置き去りにされているのです。

第4章

体外受精への公的助成は「死に金」でしかない

「不妊に悩む方への特定治療支援事業」は誰のため？

体外受精及び顕微授精（本書ではこれをまとめて「体外受精」と呼びます）に対する公的助成（正式名称は「不妊に悩む方への特定治療支援事業」、略して「特定不妊治療事業」とも呼ばれる）が、日本では2004年からスタートしました。

本書のはじめにも述べたとおり、私は体外受精に反対するものではありません。また、それに対して公的助成を行うことに対しても、基本的には賛成です。世の中には医学的な理由によって体外受精でなければ子どもを授かることができない人がいます。体外受精は保険のきかない自由診療であり、医療費がきわめて高額です。医療を必要とする人に対して、適切な公的助成が行われるのは健全なことです。

ただし、それは適切な制度設計がなされていれば、の話です。

驚くべきことに、つい最近まで日本の特定不妊治療事業では、体外受精に対する助成にいっさい年齢制限がありませんでした。ようするに45歳でも50歳でも、「体外受精をしたい」という人に対しては、世帯年収制限のみで助成金が支払われていたのです。

特定不妊治療事業の制度は何度かの見直しを経て、ようやく2015年度から「43歳未満」という年齢制限ができました。また年収制限に関しては、制度が始まったときは「世帯あたり650万円」だったものが、2007年から「730万円」に緩和されました。しかしこれは本来、医療行為として体外受精を必要としている人に対する助成であるべきです。病気の治療に対する助成であれば、その条件は年収や年齢ではなく、病状や程度が問題にされるべきでしょう。

そもそも助成金は社会的なセーフティネットであってしかるべきです。セーフティネットの例として、いちばんわかりやすいのは生活保護です。このお金がなくては生きていけないという人に、セーフティネットとして生活保護費が支給されるのは、誰がどう考えても正しいことです。しかし体外受精への助成が生活保護のような意味でのセーフティネットになっているのかと言えば、私にはたいへんに疑問です。

適用の可否が世帯年収で制限されている場合、極端な話を言えば、「助成金シフト」として、女性がパートの時間を減らすことで調整することもありえます。そうしたことが可能である点でも、いまの助成制度はセーフティネットと呼ぶにはふさわしくない制度設計になっているのです。

公的助成を受ける患者さんにとってもいい話ばかりではありません。助成額の上限は30

万円（1回15万円、2回まで）ですが、体外受精の料金は一般的に1回40万～80万円、中にはそれ以上のところが大半ですから、患者さんは自腹でも何十万という大きな出費をしなければなりません。この自己負担分を払う余裕のない生活をしているカップルは、はじめから選択肢として体外受精を考えられないわけです。つまり、本当に必要としている人のための助成にはなっていないのです。

しかも、体外受精の料金は、最近値上げの傾向にあると私は感じています。15万円の助成が得られても、体外受精の料金が15万円値上げされれば、なんのための助成かわかりません。これではクリニックを助成しているようなものです。

「助成金」は税金をドブに捨てている

医療上の理由から体外受精を必要としている人は、現実に存在します。

まず男性の精子の数が足りない場合には、体外受精が有効です。通常であれば1億から3億の精子があるはずのところ、100万しかないという症状の男性がいます。この数値が500万を切ると自然妊娠、あるいは人工授精でも妊娠は無理で、唯一の選択肢は体外受精ということになります。

また女性の場合でも、卵管の両方が詰まってしまうと、体外受精以外に妊娠の方法はありません。問題が卵管閉塞だけなのであれば、体外受精により高い確率で妊娠が期待できます。世界で最初に体外受精で生まれたルイーズ・ブラウンは、卵管が両方とも閉塞していたレズリー・ブラウンという母親から生まれました。彼女の場合、子どもを授かるには体外受精以外の方法はありえませんでした。

卵管を詰まらせる最大の因子はクラミジア感染症で、これは性行為による感染症です。男性がクラミジアをもっていて、知らずに性交渉をしてしまうと、この感染症にかかります。クラミジアは男性の側にはあまり症状が出ないのです。卵管は最も細いところで1ミリメートルもない、とても細いホースみたいな管です。そこでクラミジアが増殖し炎症が起こると、卵管は簡単に詰まってしまう。卵管は左右に二つありますが、その両方が詰まってしまうと、自然妊娠は不可能になります。

いずれにせよ、これらの場合は体外受精の絶対適応と言えますから、公的助成を行うのは妥当です。さらに顕微授精が登場して以後は、運動能力の高い精子が1匹あれば妊娠できるようになりました。また、「無精子症」と診断されても、そのタイプによっては妊娠できる技術が生まれていきます。こうした人たちのための助成であれば、まったく理に適ったものだと言えます。しかし、いまではこうした絶対適応のケース以外にも、少子化対策の名のもとに、公的助成が行われているのです。

次の章で詳しくご紹介するとおり、体外受精の「現場」は大学病院から、すでに個人クリニックに移っています。大きな助成金が投じられることで、クリニックが勢いを増しているのです。

始まった当初の体外受精は最先端医療だったので、大学病院などの大病院を舞台に行われました。しかし、その先端医療にイノベーションが出現したことで、クリニックへのシフトが起こったのです。

大きなブレイクスルーになったのが、体外受精における採卵の技術革新です。かつては卵子を採るためには全身麻酔を行える大学病院クラスの病院への入院が必要でした。すでに述べたとおり、これは腹腔鏡下に行われました。

ところが経膣的に卵子を採れるようになったことで全身麻酔の必要がなくなり、外来でもできる医療になりました。そうなると、さまざまな規制があり、フットワークが重い大学病院のようなところよりも、そこから出て自分でクリニックを開いたほうが早い、という流れになっていきました。

本来は、体外受精をしないと絶対に子どもを授かることができない人（これを「絶対適応」と言います）のための医療手段だったものが、「どういう方法でもいいから、とにかく妊娠したい」というカップルのニーズと「自由診療」の名のもとに、体外受精のガイドラインは実質的になし崩しになっていったのです。

登録制というあまりにも軽い設置基準

体外受精の公的助成金を得るためには、とくに認可は必要ではなく、たんなる登録制であるのも問題です。独立開業したクリニックが医療機関として登録されれば、体外受精に対する助成の申請は認められるため、あまりにも簡単に公的助成医療機関として登録される構図になっているのです。

自由診療がビジネス的な性格をもっているのは確かです。しかし体外受精ほど、はっきりとビジネスライクになっている自由医療の世界は他にはありません。歯並びを変える歯《し》列《れつ》矯正や、目の屈折率を変えるレーシック、あるいは豊胸手術や二重まぶたにするための美容整形などが自由診療の例として挙げられます。そしてこれらは、すべて受診者自身の希望によって行われて、患者ではありません。ところが体外受精に関しては、不妊に悩む本人の意志だけで行われているとは言い切れません。

体外受精への公的助成は、そのための事業の正式名称が「不妊に悩む方への特定治療支援事業」であることからもわかるように、対象がきわめて曖昧です。

日本社会は長らく少子化の傾向が続いており、合計特殊出生率（一人の女性が生涯に産むと推定される子どもの数）は一時、「1・25」まで落ち込み「1・25ショック」と言われました。そして、安倍政権のもとで「1・8人」という努力目標が出され、2015年には合計特殊出生率は「1・46」にまで回復しています。しかし実際は「2・2」ぐらいまで回復しなければ、現状の人口は維持できません。

「少子化対策」という錦の御旗のもと、クリニックによる誘導によって、本来ならば体外受精をする必要のない人までが体外受精へと追い立てられている。それを助長しているのがきわめて適用ルールの緩い、体外受精への公的助成なのです。

助成のコストパフォーマンスは曖昧

日本では年間に約330億円（2015年度補正予算／2016年度予算の165億円と、同額の都道府県予算の合算）の税金が体外受精への公的助成に使われています。そのことで、どの程度の効果が上がっているのでしょうか。

助成を受けることなく行った体外受精で妊娠することも多く、体外受精で生まれる子どものうち、明らかに助成の成果だと呼べるケースがどのくらいあるのかは疑問です。体外受精によって生まれた出生児の数は、日本産科婦人科学会によれば2012年で約3万8000人ですが、このうちのどのくらいが、公的助成の結果生まれたのかを示す数字はありません。つまり、そのコストパフォーマンスはよくわからないのです。

平成23年度に行われた体外受精への公的助成の結果を見ると、35歳以上に対して行われた件数は全体の70パーセント、40歳以上に対する件数は30パーセントを占めています。体外受精に対する公的助成は、子どもが生まれる確率が低い人に投じられており、大半が「死に金」になっていると思われます。

2004年にこの助成事業ができてから、10年以上の間、ずっと年齢制限はありませんでした。それまでは、50歳の女性でも年収制限以内であればこの助成を受けることができました。今回の制度改定にあたっても、38歳で切るか42歳で切るかで議論がかなり分かれたようです。これまで40歳以上も対象だったものをここで切れば反発が出る。今回の改正は、消費税をいきなり10パーセントまで上げずいったん8パーセントに上げるような、一時的な経過措置かもしれません。

ある原理主義的産婦人科医の廃業

本来ならば病気の医療費を助成するはずの公的助成が、クリニックを助成するいわば「打ち出の小槌」になってしまったことに気づき、早くから声を上げていた一人の産婦人科医がいます。

先の章でも紹介した大阪で不妊症専門婦人科クリニックを開業していた假野隆司氏は、体外受精と胚移植を最終的なゴールとする不妊治療を「タイミング・コストアップ療法」や「スーパー・ステップアップ療法」と呼び、

「携帯電話と同じ発想で不必要な（適応のない）機能（技術）を上乗せして高額化した商品（治療）に良い結果がでるはずがありません。（中略）『タイミング・コストアップ療法』に名称変更するべきと考えています」

（『体外受精は究極の不妊症治療ではない』栄光出版社）

と手厳しく批判していました。

また妊娠する確率がきわめて低いにもかかわらず、人工授精がタイミング法のあとにパッケージされるのは、「体外受精‐胚移植」へと誘導するうえでの心理的ハードルを下げるためだとも指摘し、女性の卵管不妊症と、精子造成能力が著しい男性不妊症のみを絶対適応とするという原則にもとづいた体外受精がなされることを主張しました。

假野氏は婦人科漢方に通じた方で、漢方についてわからないことがあると、私もメールで問い合わせて教えを請うたことがなんどもありました。假野氏が書かれた『不妊症・不育症・更年期障害の漢方』（医歯薬出版）は、婦人科漢方薬のバイブルと言えるものです。

ですから、假野氏が2011年にご自身のクリニックを廃院《はいいん》した、という話を大阪に住んでいる患者さんから聞いたときは、私自身、とても驚きました。

假野氏は、決して不必要な体外受精に手を出さなかった一方、他人の精子を使ったAID（非配偶者間人工授精）と呼ばれる人工授精をやっておられました。東京でも、これをやっているところは慶應大学病院の他に2、3カ所しかありません。

AIDは技術的にはさして難しくないのですが、他人の精子を扱って授精を行うため、「生まれた子どものお父さんが誰だかわからない」という倫理上の問題に直面するからです（慶應大学病院の場合、慶應大学の学生の精子を使っているから頭のいい子ばかりが生まれている、という都市伝説さえあります）。

假野氏がクリニックを廃院するに至った顚末は、太平洋戦争が終わったあと、闇米に手を出すことを拒んで餓死した裁判官の場合と似た構図です。あくまでも患者さんの側に寄り添い、大してお金にはならないのに倫理的な問題を孕《はら》むAIDという難しいテーマに取り組んでいたものの、決められたルールを守っているうち、闇米を食べずに餓死した裁判官のように、やっていけなくなってしまったのでしょう。

間違った公的助成は、そうした残念な状況をあと押ししているのです。

体外受精の「成功」に対して公的助成せよ

ここまで体外受精について厳しいことを書いてきましたが、先に述べたとおり私は「体外受精否定論者」ではありません。むしろいままでも患者さんに積極的に体外受精を勧める場合も多くあります。問題はあくまでも、いまの助成のあり方です。

体外受精を希望する人に対して、税金の無駄遣いとならないように、適切な助成を行う方法はないでしょうか？　私には一つの提案があります。

それは体外受精の成功に対して助成する、つまり「成果報酬型」にするというものです。体外受精の妊娠率は20パーセントそこそこですが、それをクリアして妊娠という結果が出たら、そのときにはじめて助成金を出すのです。

たとえ体外受精に成功しても、そこで医療は終わりではありません。妊娠のあと、出産に至るまでの過程でも多くのお金が必要です。子育てが始まれば、さらにそこでもお金がかかります。現在のように、ART医療機関で行われているきわめて妊娠率の低い体外受精を助成するのではなく、「結果として妊娠に至った人」に対して手厚く助成を行ったほうが、税金の使い途としてははるかに有効です。

体外受精に対する公的助成をこのような「成果報酬型」にすることで、体外受精を行う側と受ける側の双方に、よい緊張感が生まれます。妊娠が成立しなければ助成金が得られないとなれば、体外受精にエントリーするカップルは、いままで以上に体外受精について真剣に考えるでしょうし、医療機関を選ぶ際の目も厳しくなるはずです。

体外受精を実施する側も、結果を出さないことには患者さんが助成してもらえませんから、より真剣な対応を求められます。そしてなにより、これまでのように移植段階で料金のすべてを回収する、といったやり方は通用しなくなるでしょう。排卵誘発から採卵、移植段階までの医療費の低額化も期待できると思います。

いずれにしてもいまの日本は、あまりにも「体外受精大国」という状況です。助成金のあり方に変更を行わないことには、大きな「死に金」が生じている現状は改善されません。

具体的には、「体外受精－胚移植がうまくいき妊娠が成立しました。そしてその妊娠が継続して妊娠8週となりましたので、30万円を課金させていただきます。でもご安心ください。公的助成として、あとから30万円が戻ってきます」というのが理想ではないでしょうか。このとき提出書類に、妊娠8週の胎嚢の超音波写真等の添付を義務づければ、自治体も簡単に対応できるはずです。

公的助成の制度をそのような方向に変えていくことは、実りのない体外受精に長く苦しむ女性の数を減らすことにもつながります。一刻もはやく、公的助成は「成功」に対するものに改めるべきだと私は考えます。

体外受精の医療も「成功報酬型」へ

体外受精への公的助成は「成功報酬型」にしたほうがいい、という提案は、最近少しずつ増えてきた体外受精のある料金体系がヒントになっています。

料金が3段階になっているクリニックがあり、「採卵・培養」の段階では年齢帯ごとに価格が変わり、若い患者さんほど料金は安く、妊娠反応が出て他院に紹介するところまで至ると、こんどは年配の患者さんほど割安になります。そして結果的に妊娠に至った場合は、どの年齢でも総額が同じになるよう設計されているのです。

一般的に言って、女性は年を取れば取るほど妊娠しづらくなります。したがって年齢の高い人ほど最初のチャージを大きくする代わり、最後のチャージは軽くする。若い人は妊娠しやすいから、最初は軽くしておいて最後に大きくチャージする。このやり方はとても画期的であり、患者さんも納得しやすいと思います。

いまの体外受精はほとんどすべての場合、胚移植の段階で、医療費が全額回収されます。その場合、最終的に妊娠しても60万円、妊娠しなくても60万円ということになります。さいわいにして妊娠できた人は納得して支払うかもしれませんが、妊娠しなかった人には納得できない額でしょう。しかし成果に応じた料金体系であれば、妊娠した場合としなかった場合で、料金にはっきり差が出るので、どちらも納得しやすいわけです。

私は公的助成のみならず、体外受精の料金を基本的にすべて「成功報酬型」に移行すべきだと考えます。実際、こまえクリニックに相談に来られた女性は、体外受精が失敗に終わり、医師から「妊娠していませんでした」と言われたあとで、会計で35万円を支払ったときの悔しさを、「泣けて泣けてしょうがなかった」と表現しておられました。その気持ちは、痛いほどよくわかります。

いずれにしても、体外受精を受ける際の医療機関の選択にあたっては、料金設定を確認することが欠かせません。すでに述べたとおり、ART医療機関のホームページは宣伝の色彩が強く、そこから役立つ情報を得ることは困難です。しかし私のこれまでの経験から言って、きちんとした医療機関ほど、高度医療の料金が詳細に掲示されています。

医療費が明示されていれば、計画的な不妊治療を行うこともできますし、請求された医療費がホームページに掲載されているものと違った場合（本当に多い）には、きちんとした説明を求めることもできます。逆に、説明会という場に患者さんを囲い込み、その段階になってはじめて体外受精の医療費を開示するようなクリニックもありますが、こういうやり方はとてもアンフェアだと私は思います。

助成が人を弱くする

さて現在、体外受精に対する公的助成は、厚生労働省の年間予算が各自治体に配分され、同額の予算を都道府県や政令都市が負担し、それぞれの自治体単位で「特定不妊治療事業」として行われます。

また国とは別の基準で体外受精に対する助成をさらに上乗せしている自治体もあります。また、民間企業の中には、独自の助成金を体外受精に対して支給しているところがあり、公的助成と合わせるとタダで体外受精できることもあります。風邪をひいて医療機関にかかっても3割が自己負担となる一方で、1回あたり40万〜80万円もする高額医療が、公的助成と企業からの助成を組み合わせることで、まったくタダで受けられてしまうのは問題ではないでしょうか。もちろん、これは特殊なケースだとしても、そうしたことが現実にありうるのはおかしなことです。

体外受精への公的助成は、患者さんと医師との間のバッファー、つまり緩衝材になってしまっているという点でも問題です。体外受精が失敗した場合、患者さんの側は「30万円分は助成でまかなったのだから」と思ってしまうかもしれませんし、医師の側は「実質的には半分の料金でやったのだから」と考えてしまう。いまの制度はどちらにとっても体外受精の失敗という衝撃を吸収するためだけの、まさに「死に金」になってしまっているのです。

なぜ「公的助成」批判にこだわるか

体外受精に対する公的助成のあり方に、なぜ私はここまでこだわるのか。

一つには、すでになんども述べたとおり、約330億円もの税金の大半が「死に金」になっているのではないかと思うからです。本来、税金とは「所得の再分配」のために用いられるべきものです。病気の治療に対する公的助成は、そうした意味でも必要です。しかし現在の不妊治療は、はたして「病気の治療」と言えるでしょうか？

もちろん、時代によって「病気」をとりまく状況は変わります。

たとえば現代病の一つに糖尿病がありますが、戦後まもない食うや食わずの時代には、糖尿病は大きな問題ではありませんでした。飽食の時代になったことで、糖尿病の患者さんが増大し、いまでは予備軍を含めると2200万人とも言われています。時代を反映するそうした状況に、医療が対応していくのは当たり前のことです。

同様に、「不妊」の定義は時代によって変わります。日本産科婦人科学会は2015年に「不妊症」の定義を「男女が妊娠を希望し1年間、避妊することなく性交を続けているのに妊娠しない場合」とあらためました（以前の定義では2年でした）。ようするに、夫婦がふつうに生活していて1年経ち、「子どもができないな」と思ったら不妊治療に臨めるようになったのです。

不妊という現象にも、社会におけるさまざまな問題がからみ合っています。ただ、糖尿病のように国民の食生活が変わり、栄養状態がよくなったために患者さんが増えているのとは、まったく違う現象だと考えています。

公的助成はあくまでも「セーフティネット」

不妊治療における公的助成は、「妊娠」という結果に対して行われるべきだというのが私の基本的な考えですが、そうである以上、不妊症という病気の「病状」を勘案した助成を行うべきだとも考えています。そこで必要なのは、「セーフティネット」という考え方です。

かつて体外受精の絶対適応と考えられていたのは、女性の両側卵管閉塞と、男性因子が重症な場合のみでした。では、たとえば女性の側に両側の卵管閉塞が確認されていて、なおかつそのカップルの収入がとても少なかった場合を考えてみましょう。

体外受精に対して30万円が助成されたとしても、現在の不妊治療は顕微授精まで行うのがふつうですから、最終的には60万円程度の医療費になってしまいます。この場合、カップルは残りの30万円という大金を捻出できるでしょうか？　現在の公的助成制度は、一定の生活水準に達していないカップルにとって、十分なセーフティネットになっていないのが実情です。

こういうケースは実際にはとても多いと考えられます。

卵管閉塞の女性から、「不妊ルーム」のホームページを通して、「貧乏人は妊娠するなということですか？」というメールを受け取ったことがありました。おそらく、この方にはどこにもぶつけることのできない不満があったのでしょう。

こうした絶対適応のカップルの場合、一定の年齢以下で、かつ世帯年収に達していなければ、現在の助成金額を超えて、顕微授精までの全額が助成されてもよいのではないでしょうか。

卵管因子の不妊の場合、女性の年齢が若ければ、体外受精で妊娠する確率がとても高くなりますし、男性因子の不妊の場合も同様です。全額助成した場合でも、結果に対するコストパフォーマンスはよくなります。そしてセーフティネットという考えに立ち、公的助成がもう少し血の通ったものになるようにと願っています。

聞き入れられなかった提言

私は雑誌「論座」(朝日新聞社)の2002年3月号に発表した論考(「患者の目線でしなやかな妊娠を〜ビジネス化した不妊治療を問う」)で、不妊治療のビジネス化にいち早く警鐘を鳴らしました。体外受精に対する公的助成の制度が始まったのは2004年ですが、それ以前からこの傾向は明らかでした。

この論考で私が主張したのは、大学病院と個人クリニックの中間に、地域の総合病院レベルの「生殖医療センター」を置き、ここを要として不妊治療のノウハウの共有や研究を進めていくべきだということです。アメリカではたとえば「循環器病センター」などのように、分野ごとの医療センターが存在しています。

体外受精の場合も、こうした中核センターに大学病院から医師を派遣することで、料金体系もある程度までは全国的に均質化でき、またこうしたセンターでの相互交流があれば、体外受精に関するノウハウや技術も標準化されると考えたのです。

こうした考えは、保険診療の延長線上にあるものです。保険診療が全国どこでも同じ料金になるのは、どこで受けても同じ医療が受けられるという前提があるからです。

しかし、いまの体外受精は完全にその逆の結果になりました。考えてみると、実際にそうしたセンターができたとしても、おそらくうまく機能しなかったでしょう。たとえば、ある県に1カ所そうしたセンターがあったとしても、患者さんの立場から言えば、個別のクリニックが県内のあちこちに10カ所ぐらいあったほうが、はるかに便利だと感じるからです。受けられる不妊治療のレベルより、「家からどのくらいの時間で行けるか」のほうが重視されるのは、いま不妊治療を希望する女性の多くは仕事をもっており、とても忙しいせいです。

いまの不妊治療のあり方は、一見そうした女性の生き方に合わせているように見えますが、本当のところでは女性の幸福につながるものになってはいないのです。

第5章 「最高」で「最低」な日本の体外受精

増える一方のART医療機関

日本には2016年4月現在で、1100を超える体外受精医療機関があります。ただしこれらは認可制ではなく、たんなる日本産科婦人科学会への登録制、つまり申請すれば必ず登録されるため、クオリティについての審査はなにもありません。

私が2006年に『体外受精レッスン』(主婦と生活社)という本を出したときに、体外受精を行う医療機関の数を調べました。当時、日本産科婦人科学会に登録されている体外受精などの高度生殖医療を行う医療機関は500余りでした。

わずか10年間で、ART医療機関は倍増したことになります。

2006年の段階でも、人口あたりの体外受精を行う医療機関の数が日本は世界一でした。このART医療機関の激増ぶりに、私は本当に驚いています。

公的助成の存在なしには、こうした増加はありえなかったでしょう。間違いなく、公的助成が体外受精を行う医療機関開設の呼び水になっています。体外受精に対する公的助成のあり方に、大きな工夫をこらさないことには、投じられた税金が「死に金」のままで終わってしまいます。

少子高齢化により、日本では生殖年齢の女性の数は年々減り続けています。

それに対して女性の結婚年齢、妊活開始年齢はしだいに上昇しています。こうした状況の中で、体外受精を行う医療機関の数が増えているわけですから、公的助成の額は年度ごとの予算枠が大きくなり、これからますます膨大なものになっていくと予想されます。

当然これからは、ART医療機関の過当競争の時代になってゆきます。

しかし、私がこれまで約8300人に対して行ってきた不妊相談の経験から言えることは、数多くあるART医療機関の中で、信頼して体外受精をまかせられるところは、ごく一握りだということです。

数年前、タイミング法のあとに人工授精を5、6回試みたが、一度も成功しなかったということで、私のところに来た患者さんがいました。その方は北海道在住で、いまも不妊治療のために道内のクリニックに通っており、そこで人工授精を5回行ったが妊娠できなかった。そして体外受精を勧められているが、評判があまりよくない、どうしたらよいだろうかという相談でした。

私は地図帳を取り出し、北海道の地図を見ながら話をしました。その女性の住まいからクリニックまでは車で片道一時間半かかるとのことでした。北海道はとても広いので、このくらいの移動距離は、それほど特別なことではありません。ところが、私は地図を見ていてあることに気がつきました。この方の家からクリニックとは反対側に1時間ほど車を走らせると、そこには羽田への発着便のある地方空港があったのです。

そこで私は、この患者さんに言いました。

「東京で体外受精をしてみてはどうですか？」

彼女は、まったく予期していなかったアドバイスに、呆気《あっけ》にとられたようでした。しかし、結果的にこのカップルは、東京での体外受精で妊娠、そして出産に至ったのです。

同じようなアドバイスを、私は地方で不妊治療を受けている患者さんにすることがよくあります。なぜならば、体外受精は「どこでやるか」がすべてだからです。技術力のないクリニックで、いくら延々と体外受精を続けても、つぎ込んだお金がムダになるだけです。

「体外受精はどこでやるかがすべて」という以上、私も患者さんを紹介する医療機関については、つねに真剣に考えていますし、最新の情報収集にも努めています。

たとえば42歳で初婚の方が不妊相談に来て、本人が体外受精を希望したとします。しかし、この年齢で体外受精を実施して、妊娠という結果を出せる医療機関はごく少数です。妊娠という結果がなかなか出ないので、体外受精をなんども繰り返すことになりやすく、気がつけば医療費が1000万円を超えていたということも、まれではありません。

世界中を探しても、日本ほどART医療機関の人口あたりの数が多い国は、他にはありません。しかも雨後の筍のように増えつつあるART医療機関のすべてが、高い技術をもっているわけではないのです。そして、多くの医療機関で行われている排卵誘発は、hMG製剤を頻用するロング法などの「刺激法」によるものです。

「現場主義」が引き起こした混乱

体外受精においては、大学病院とクリニックの力関係が逆転しているという話を前章でお話ししました。大学病院の研修医や医師が、医療のノウハウを学ぶためにクリニックへ研修に行くのは、通常考えられません。高度医療においては、大学病院などの大病院から、中小の病院へという流れが一般的です。ところが体外受精の場合だけは、知識やノウハウの流れる方向が正反対になっているのです。

体外受精をはじめとする高度生殖医療がクリニック中心となったのは、「現場主義」という考え方で、この医療が展開してきたからです。

「現場主義」とは、一言で言えば、「体外受精に学会や行政といった公的組織は介入すべきではない」という考え方です。体外受精の世界で「現場主義」の流れが続いた結果、それまで大学病院に蓄積されていたノウハウや技術が、個人クリニックにシフトしてしまいました。生殖医療に関しては現場がどんどん先を行くあとを、法律や学会のガイドラインが追いかけるかたちになっています。

ガイドラインの策定でも、日本産科婦人科学会をはじめとする学会はつねに後手後手にまわってきました。たとえば当初の体外受精では、子宮に戻す受精卵の数に制限がなく、5～10個戻すなどということが行われていました。

こうした乱暴なやり方は、母体に負担をかけ、三つ子や四つ子といった多胎児が生まれる原因となるため、1990年に「1回に戻していい卵子は3個まで」という最初のガイドラインができました。

このときの「3個まで」というルールは、妊婦の年齢とは関係のない一律規制でした。しかし、かりに20代の女性に卵子を3個戻した場合、そのすべてが育ち、三つ子が生まれる確率は、40代の女性の場合に比べるとはるかに高まります。

実際に、この時期には三つ子の例が増え、産科の現場から悲鳴が上がりました。不妊治療医の仕事は妊娠までで、そのあとは産科医に紹介ということになります。ガイドラインを改定しても、三つ子は後を絶ちませんでした。

そこで2008年4月12日、ガイドラインが再改定され、

・35歳未満の場合は、戻していい卵子は1個だけ。
・35歳以上の場合は2個まで。
・35歳未満の場合、2回移植してもダメだった場合は、3回目以降は2個まで戻してもよい。

といった、よりきめ細かいルールに変更になりました。これによって三つ子は、ほぼ生まれなくなりました。

日本でも「借り腹」が現実化するなど、法律家や学会は誰も考えていませんでした。お父さんが誰でお母さんが誰かわからない子どもを意図的に産むなどということは、一昔前には考えられませんでした。したがって、そのことを規制する法律も存在しなかったのです。ところが突然、それが現実化してしまいました。

長野県のSMC諏訪マタニティークリニックでは、2001年に不妊夫婦の妻に代わっ

て別の女性が出産する「代理母」となる人を公募し、実際に出産が行われてニュースになりました。子宮を失った女性の卵巣から卵子を取り出し、旦那さんの精子と体外受精させ、「代理母」の子宮に戻して出産させたのです。

しかし、日本産科婦人科学会ではこのような代理出産を禁じており、厚生労働省でも妊娠・出産に対するリスクが高いため代理出産は認めていません。

代理出産の法制化に関しては、SMC諏訪マタニティークリニックの根津八紘《ねづやひろ》医師による私案が出ているものの、いまだに正式には法制化されていません。つまり法律には、してよいとも、してはいけないとも書かれていないのが現状なのです。

代理出産でいちばん有名なのは、タレントの向井亜紀さんが2003年に行ったケースで、これは大きな話題になりました。

代理出産はグローバル化の中で世界的にも進展しており、海外で代理出産を行うケースがいくつも出てきています。クリニックの現場が先行してしまうのは、それだけ不妊に悩む女性の側にニーズがあるからです。

「秘伝のスープ」のネタは明かせない

体外受精の卵子を採るために、ある大学病院では1泊入院させて、全身麻酔で手術室で採卵したという話を患者さんから聞いて、唖然《あぜん》としたことがあります。

なぜなら、いまではまったく同じ処置が、民間のクリニックでは無麻酔で外来診療で、わずか5分で済んでしまうからです。

一晩と5分。ここまで大学病院とクリニックの間の技術差は開いています。

こうして大学病院以上に力をもつようになったART医療機関は、それぞれが自分たちの「秘伝のスープ（培養液）」やレシピをもっているラーメン屋さんのような存在になっています。どのクリニックも自分たちのスープに自信をもっているので、「秘伝」のスープは決して公開されません。

しかし、医療とは本来、優れたノウハウが出てきた場合、そのノウハウは他の医療機関でも使えるよう、シャンパンタワーのように広げていくべきものです。しかし体外受精においてはすべてのノウハウが、それを開発した医療機関の内部にプールされてしまい、共有されにくい構造になっているのです。

そうした「秘伝」の一つが、自然周期採卵という手法です。

すでになんどか述べたとおり、体外受精のスタンダードである、ロング法をはじめとする刺激法は、卵子を10個も20個も採り、それらを受精させ、多くの受精卵が得られた場合、凍結しておくというものです。

その一方で、自然周期採卵というまったく独自のアプローチを行うクリニックもあります。この自然周期採卵とは、どのような仕組みかを簡単に説明しましょう。

排卵誘発をなにもしないでいると、女性は1周期に1個だけ卵子を排卵します。自然周期採卵では、主席卵胞と呼ばれるものから卵子を一つだけ採り、それを受精させて母体に戻します。この方法は、刺激法よりも母体への負担をはるかに減らせます。

さらにクロミッドという薬を服用すると、通常1個の卵子が2個または3個と増え、採卵の成功率が高まります。hMG製剤の注射を頻繁に打つようなことをすると、女性の体がボロボロになってしまいますが、この自然〜低刺激周期採卵という方式ならば、女性の体に大きな負担をかけずに済むのです。

自然周期採卵のメリットは、トマトの収穫に喩えるとわかりやすいと思います。

農家がトマトを収穫する際、赤く色づいた食べごろのものを収穫します。まだ青いから、収穫はもう少しあとにしようとか、成熟しすぎておいしくないだろう、という判断は、農家でなくとも誰でも働きます。自然周期採卵というのはこの考え方にたち、卵子の成熟具合を見て、収穫する日を変えることが可能な方法です。

他方、刺激周期による採卵では、hMG製剤を注射したあとの一時点で一斉に収穫しなければなりません。トマトを一斉に収穫するのと同じで、たくさんの卵子を採卵できても、その中には十分に成熟に至っていない卵子や、卵胞の大きさは十分でも中に卵子が存在していなかったり、まったく受精能力のない変性卵が混ざっているわけです。

では、自然周期採卵を行うクリニックでは、なぜたった1個の卵子で体外受精を行うなどという「神業」的なことができるのでしょうか。

高い技術をもつクリニックでは、「魔法の針」とも呼ぶべき、自主開発した特殊な採卵針を使っていると言われています。膣から卵巣に向けて長い針を刺し、卵子を吸い取るのです。そうしたクリニックが開発した採卵針は、通常のものより細く、内側が特殊なシリコンでコーティングされているそうです。したがって患者さんに麻酔を打つ必要もなく、わずか5分で卵子を採ることができてしまうわけです。

もっとも、こうした採卵針の製法は特許で押さえられており、他のクリニックがマネをしようとしてもできません。

不自然な標準化機関JISART

体外受精の世界で目立つのは、JISART（日本生殖補助医療標準化機関）という団体に所属するクリニックです。JISARTは2003年に誕生した生殖補助医療専門施設の団体で、設立趣旨として「わが国の生殖補助医療専門施設の団体で、品質管理システムを導入することで生殖補助医療の質向上を目的とし、究極の目標は患者満足を高めること」を謳っています。具体的には、医療サービス部門はISO9001、施設部門はRTACと同基準のJISARTガイドラインを作成し、その遵守を会員に求めています。

しかし私の考えでは、JISARTという組織にはやや問題があると言わざるをえません。なにより、加盟している医療機関のすべてが個人クリニックであり、大学病院や公的病院といった大きな病院の加盟はまったくのゼロなのです。つまりJISARTには、入院施設のある病院は一つも入っていないということになります。

学会でもない、個人クリニックが集まっただけの協会が「日本の体外受精を標準化する」などというのは、きわめておかしなことです。

JISARTに加盟している医療機関は必ず、自分のホームページにそのことを示すロゴマークをつけています。このロゴマークがついていることで、自分たちが高度な体外受精技術を保障しているかのように見せているのです。自分たちのホームページに「JISARTのメンバーである」と表示できることが、一種のブランディングになっているのでしょう。

以前、あるフードジャーナリストがインターネット上で、「日本フードアナリスト協会」という団体を批判しているのを見たことがあります。

この協会は民間のレストランの集まりがつくったもので、独自に「日本版ミシュランガイド」のようなものを始めようとしていました。しかし、ミシュランのレストランガイドに権威があるのは、お店とはなんの利害関係もないタイヤメーカーが、「ここは三つ星」「ここは二つ星」というふうに、公正にランクづけしているからです。

ところがこの「日本フードアナリスト協会」は、自分たちでそのランキングをしようとしていました。そのフードジャーナリストが言うのは、サービスの提供者側であるレストラン自身が、自分たちの仲間の店のランクづけをするというのはおかしいではないか、ということでした。

日本のART医療機関をフランス料理の飲食店に喩えるなら、ミシュランに載るようなレストランはほんの一握りです。JISARTがやろうとしているのは、喩えるならばこのレストランガイドと同じようなことだと言わざるをえません。

「男性因子」不妊治療の聖地

もっとも、JISARTメンバーの中には、優れた技術をもったクリニックもあります。私もJISARTに所属する個々のクリニックに対して批判をしたいわけではありません。たとえば北九州のセントマザー産婦人科医院は、JISARTに参加していますが、男性因子による不妊治療で高い実績を上げています。

これまでに「不妊ルーム」が関わったカップルの中で、男性側に無精子症があった5組のカップルが妊娠・出産に至っています。そのうちの4組は、閉塞性無精子症と言われるものでした。

このケースは男性側は正常な精子がつくれるのにもかかわらず、体の外に出てこられない状態を指します。こうした場合の治療は比較的シンプルで、男性側の睾丸に直接アプローチし、そこから精子を採取して、顕微授精を行います。泌尿《ひにょう》器科医が関わるので、通常の顕微授精より高いテクニックは要しますが、妊娠に至るケースは多々あります。

一方、非閉塞性無精子症と呼ばれるものは、造精《ぞうせい》機能そのものに問題があるので、妊娠をあきらめるしかなかったのです。

精子は１つの精母細胞から、２回の細胞分裂によって４つの精子が誕生します。精母細胞は23対の染色体をもっていますが、１回目の細胞分裂の際に減数分裂を行い、半分の23個の染色体をもった細胞になります。さらにもう一度細胞分裂を行い、その細胞が成熟して、オタマジャクシのような尻尾をもった精子になるわけです。現在のところ、世界中のいかなる医療機関や研究所も、精母細胞から正常な精子に分化させることには成功していません。ところが、北九州のセントマザー産婦人科医院だけは、１回目の細胞分裂が終了した細胞での顕微授精が可能だと言われています。

実際に私のところに来た患者さんの中で、セントマザーで治療を受けた方がいます。関東にお住まいのＮさんというカップルのご主人は、非閉塞性無精子症と診断されており、妊娠はあきらめるようにと言われていました。

しかしＮさんはあきらめずに、インターネットなどを駆使して北九州のセントマザー産婦人科医院にたどりつき、ここが非閉塞性無精子症の治療を行っていることを知ります。

さっそくクリニックにコンタクトをとったＮさんに、院長の田中温《あつし》先生は「いちど診察に来ませんか」とメールを送ってきたそうです。

セントマザーで検査を行ったところ、Nさんのご主人の精子は減数分裂までは行っているものの、しっぽのない円形細胞の状態にあることがわかりました。この状態であれば、精子に分化させ、顕微授精も可能だと言われましたが、その治療が行えるクリニックは日本にはここしかありません。結局、Nさんカップルは6年間にわたり関東から北九州へと通いつづけることになりました。

予算や時間の関係で、1年に1度、セントマザーで体外受精を行うのがやっとでしたが、6年目に2個の卵を戻したところ、双子を妊娠しました。私はその最後の2年間に、Nさんカップルと関わることになりました。Nさん自身にも排卵障害の傾向が見られ、こまえクリニックから漢方薬を処方していました。

出産後1年ほどして、二卵性の双子であるお子さんと会う機会がありました。二卵性にもかかわらず、なぜか顔が瓜二つで、実際に「一卵性ですか？」と尋ねられるそうです。双子の顔がそっくりなのは、ひょっとして同じ精母細胞から分化した精子だったからかもしれません。

差別化を試みるART医療機関

体外受精を行うＡＲＴ医療機関が増えるにつれて、過当競争の時代になってきました。そうした中で、先に紹介したような「秘伝」や、傑出した技術をもつクリニックと、そうでないクリニックとの間の違いがはっきりとしはじめています。

いまではインターネットの口コミも発達しており、ごく少数のブランド化されたＡＲＴ医療機関以外、どこかで違いを狙っていかないと患者さんがやって来ません。

そこで最近オープンするクリニックでは、待合室にホテルのラウンジのような高級感をもたせたり、セキュリティを売りにして、パスワードを入れないとクリニックの中へ入れないようにするところが増えています。

しかし実際に、待合室がホテルのラウンジのようになっていたおかげでリラックスでき、妊娠してしまうことも現実としてあるのです。技術の低いクリニックで体外受精をしたとしても、結果が０パーセントのところはありません。逆にどんなに技術の高いクリニックであっても、１００パーセントの確率で妊娠するということもないのです。クリニックの品質の差を数字で示すのは、じつはとても難しいのが現状です。

これは評判のいいクリニックに来る患者さんがどんな患者さんか、ということを考えてみるとわかります。腕のいいクリニックには、そこを不妊治療の「終着駅」と信じ、「ノ

ア の方舟」のような奇跡を期待して難易度の高い患者さんが数多くやって来ます。逆に、自分たちのクリニックの評判を落とさないためにも、40歳以上の患者さんには体外受精をやらない、というクリニックもあるほどです。

ＡＲＴ医療機関の多くが、体外受精説明会を開いていますが、実際に参加した女性から聞く限り、この説明会は本当にピンキリです。

あるクリニックでは、看護師が体外受精のプロセスを書いた紙を棒読みし、それが終わると、次に体外受精の様子をビデオで流すだけ。最後に医師が登場し、最初に渡しておいた質問用紙を回収し、そこに書かれている質問から医師がピックアップしたものについてのみ答えて終わりで、所要時間は1時間にも満たないそうです。こうした話を聞いていると、「体外受精説明会を開いています」という既成事実をつくるためだけに行われているように思えます。

その一方で、医師が3時間もの間立ちっぱなしで、パワーポイントでスライドを用いながら熱心に説明を行うクリニックもあります。いまは働く女性が増え、日常の仕事の現場でパワーポイントを使ったプレゼンは当たり前になっています。そんな時代に、いまだにビデオでの説明をしているクリニックでは、「いまの時代にビデオなんて」と驚いてしまうそうです。

体外受精は胚培養士の「技」が決める

体外受精では医師にどんなに実力があっても、それだけでは妊娠に至ることはありえません。なぜなら、卵巣から卵子を採ってくるのと、最後に子宮に戻すのは医師の仕事ですが、その間の仕事はすべて「胚培養士」と呼ばれる人がする仕事だからです。ようするに、胚培養士の力がなければ、最初と最後がどんなによくても絶対に妊娠はありえないのです。

私はよく「体外受精は、医師の力が3割、胚培養士の力が7割」だと患者さんに言います。

多くのART医療機関のホームページでは、医師の名前は表に出していますが、胚培養士はあまり表に出てきません。なぜなら、多くのクリニックには胚培養士が1人か2人しかいないからです。ART医療機関でも自分たちの技術に自信のあるところでは、胚培養士を写真などで公開しています。

体外受精の中でも「顕微授精（ICSI）」は、難易度が高くなります。一般的な体外受精は、卵子のまわりに精子をばらまくのですが、顕微授精ではよい精子1匹を卵子の中に入れてしまう。そして、そのほうが妊娠率が高いのです。いまでは「体外受精」イコール「顕微授精」という流れになりつつあります。

胚培養士の中には、まさに「ゴッドハンド」としか呼べない技術をもった人もいます。ふつうの体外受精では、採卵した卵子のまわりに精子を泳がせます。そこの段階で受精はすぐ起きるので、その翌日には受精しているかどうかがわかる。もし受精していなければ、卵子を破棄するわけです。

ところが優秀な胚培養士になると、その段階ではまだ生きている卵子に対して、あらためて授精させることができるといいます。ただの顕微授精に対してこの技術を「レスキュー・イクシー（rescue ICSI）」といい、不妊治療における最先端技術の一つです。

そしてこのレスキュー・イクシーによって、実際に妊娠するケースがあるのです。まさに神業、ゴッドハンドの世界です。卵子に針を刺す感覚などは、まさに個人の感覚の差でありセンスの差です。胚培養士にそうした「匠の技」があるかどうかが、成功と失敗を分けると言っても過言ではありません。

ただしその肝心な部分は、老舗のラーメン屋の「秘伝のスープ」のように、門外不出のクックブックだけに書かれているのです。

胚培養士は医師ではなく、検査技師と同等の地位

ところで、胚培養士は医師ではありませんから、医学部出身者はゼロ。農学部や獣医学部の出身者が大半を占めています。ある優秀な胚培養士と話をしたときに、「私は牛の卵子で顕微授精ができますから、人間の卵子などわけはありません」と言いました。

その胚培養士によれば、牛の卵子は楕円形なので、卵子針で刺すと、パシャッと割れてしまいやすい。しかも人間の卵子は透明だけれど、牛の卵子は色がグレーなので、顕微授精で1匹の精子を中に入れても、本当に入ってるかどうか目視ではわかりにくい。それほど難しい牛の顕微授精に比べると、人間の卵子の体外受精は、取るに足らないほど簡単だと言うのです。

体外受精の技術革新が、さらに難易度を下げました。

ノーベル賞を受賞したエドワーズが行った世界最初の体外受精では、レズリー・ブラウンという女性から卵子を採取するにあたり、腹腔鏡が用いられました。前にも書きましたが、これはお腹の３カ所ぐらいに穴を開けて、卵巣から卵子を採ってくるという方法です。

いまだにそうした手術しかできなければ、ここまで体外受精が広がりはしなかったでしょう。

体外受精が世界的に広まった理由は、「経膣法」という、膣から卵巣に向かって長い注射針を刺して、卵胞ごと吸い取ってくることができるようになったからです。それまでの腹腔鏡に比べると、経膣法によってはるかに簡単になったとさえ言われました。その結果、体外受精は大学病棟での医療から、外来医療へ、さらにクリニックの医療にシフトしていったことが、体外受精が爆発的に広まった最大の理由です。

ところで、体外受精における「外科」的な部分は、経膣法による採卵だけです。この他は胚培養士がシャーレの中で行うことなので、患者さん自身の負担にはなりません。その採卵の部分に関しても、すでにご紹介したように、優秀なクリニックでは外来患者さんに無麻酔で5分でやってしまいます。体外受精は、それほどまでに個人のクリニックの現場で発達していった医療なのです。

ここまでクリニックとの差が広がってしまうと、大学病院の中にはよい成績が出ないので、「うちでは体外受精はやりません」と高度生殖医療から撤退したところも出てきました。いまでは完全にクリニックの医療と言ってもいいほどです。

大学病院や大病院が個人クリニックに太刀打ちできない理由は、煎じ詰めれば、胚培養士を養成しにくいからです。大学病院などにおける胚培養士の身分は「検査技師」に相当します。そして検査技師の給料水準もそれぞれの病院で決まっています。大病院にいる限り、胚培養士はどんなに頑張っても、あるいは頑張らなくても、給料の額は変わりません。インセンティブがないため、モチベーションが上がりにくいのです。

ところが体外受精の個人クリニックであれば、優秀な胚培養士をそれに見合った待遇にできます。個人のクリニックと大学病院との戦いで、大学病院が完敗した理由は、そこにあったと思います。

画期的な体外受精技術

さらにいま、体外受精にまったく新しい技法が生まれようとしています。

2016年3月、日本のTeramoto氏らによって、アメリカ生殖医学会の雑誌（Fertility and Sterility）に、「Non-dominant small follicles are a promising source of mature oocytes in modified natural cycle in vitro fertilization and embryo transfer（非主席小卵胞は自然周期体外受精－胚移植における成熟胚の有望なソースである）」という、体

外受精および胚移植に関する画期的な論文が発表されました。

この論文のインパクトを理解するために、人の卵子の成熟および排卵のメカニズムをあらためて説明します。

自然周期においては、人の女性の卵巣の中で排卵に向けて、10〜50個の原始卵胞が目を覚まし、排卵に向けてのサバイバルレースがあるということも、すでに述べたとおりです。そうした中で、頭ひとつ先に抜け出して卵胞が大きくなったものを主席卵胞と呼び、この中の卵子が排卵します。そして排卵が起きると、サバイバルレースに敗れた残りの卵胞は卵巣の中で自然消滅していきます。

さて、自然周期採卵とは、排卵前の主席卵胞を採卵するものですから、通常1個の卵子しか採卵できません。

ところが彼らが発表した新しい方法では、主席卵胞のみならず、直径3ミリ以上の卵胞の卵子をすべて採卵し、培養するというのです。しかも初期胚ではなく、胚盤胞になるまで培養し、それを移植すると決めています。その結果、次のようなことがわかりました。

小さな卵胞（非主席卵胞）から採取した卵子は、たしかに培養の過程でドロップアウトするものが多いものの、胚盤胞になるまで培養できたものを移植すれば、赤ちゃんとして生まれてくる確率（生産率）は、主席卵胞から採取した卵子と比べても遜色がないのです。

これはとても画期的かつ衝撃的な研究と言えます。なぜなら、通常の自然周期採卵では採取できる卵の数が少なく、さらに培養の過程で多くの卵が受精しなかったり、分割が不良だったりしてドロップアウトしていきます。そのため高い技術を必要とするにもかかわらず、自然周期採卵による妊娠はとても困難だったのです。

そのため採卵においては排卵誘発が行われており、ｈＭＧ製剤を頻繁に注射することによって同時に多くの成熟卵を育て、一斉に採卵するという方法がとられています。それは世界中、どこの国でも同じです。

しかし前にも述べたとおり、この方法は卵巣過剰刺激症候群（ＯＨＳＳ）という副作用が高い確率で出てきます。また、一度に多くの卵子を成熟させるため、卵巣の疲弊も早く進みます。

しかし、このTeramoto氏らの論文の方法に従えば、卵巣を刺激しなくても多くの卵を採取できます。つまり、もうｈＭＧ製剤を使用しなくてもいいのです。

胚盤胞とiPS細胞

この胚盤胞移植という方法にもなんら問題がないというわけではありません。まず、3〜5ミリの卵胞から卵子を採るのは技術的にはとても難しいということが指摘できます。さらに、採取した卵子を良好な胚盤胞にまで培養するために、きわめて高度な技術と培養システムが求められます。ようするに、どこの体外受精施設でもこの方法が応用できるわけではありません。

Teramoto氏らの論文自体にも問題がないわけではありません。この論文では移植の起点を胚盤胞としています。すなわち体外受精した受精卵を初期胚ではなく、胚盤胞になるまで培養したものを移植しています。

胚盤胞の状態で移植するということは、いわば子宮内膜の状態と同調させているということですから、とても理に適ったことです。しかし私の経験でも、これまでに何回も胚盤胞移植を受けても妊娠しなかった方が、「不妊ルーム」を通して別の医療機関を紹介したところ、たった1回の初期胚移植で妊娠したケースが一度ならずありました。

この事実は、胚盤胞が必ずしも移植胚に最適ではないことを意味しています。

胚盤胞移植では、通常の初期胚移植に比べると3〜4日ほど長い間、胚盤胞はシャーレの中という体外（in vitro）の状態に置かれることになります。そのことが体外受精の妊娠率を下げているのではないか、という指摘はかねてよりありました。たしかに、体外より体内（in vivo）が、移植胚にとって居心地がいいという側面もあるのです。

しかし、この論文が体外受精という医療に新たな方向性を示すものであることは間違いありません。この採卵方法が一般的に受け入れられて普及すれば、体外受精を希望する多くのカップル、とりわけ身体的負担の大きい女性にとって、福音となることが期待されます。

「匠の技」にEBMはなじまない

日本における体外受精の高いレベルを支えているのは、先にも述べたとおり、医師や胚培養士たちの「匠の技」とでも言うべきものです。

さまざまな医療の中でも、体外受精はとりわけ「アート（技芸）」に近いところがあります。不妊治療、とりわけ体外受精を指してART（Assisted Reproductive Technology、生殖補助技術）という言葉が用いられるようになりましたが、ART＝「技芸」とは、なんとも意味深長な符合です。

現代の医療ではＥＢＭ（Evidence Based Medicine、根拠にもとづく医療）の考え方が行き渡り、統計や研究など最新かつ最良の知見による医療行為が推奨されています。医療一般についてこれは妥当なことですが、「不妊ルーム」での長い経験から不妊治療においては、ＥＢＭにはまだまだ大きな死角があると私は考えています。

内科医が降圧剤を使い、患者さんの血圧を下げようとするような場合はＥＢＭの考え方でいいでしょう。私自身、内科医としてはＥＢＭに則《のっと》っています。しかし外科手術においては、同じ病気に対して同じ術式で手術しても、担当した医師によって成績は明らかに違います。私はロシアやアメリカ、フランス、イギリス、シンガポール、コーカサスなど世界各地で体外受精を経験した人の話を聞いてきました。そうした人たちの話を聞く限り、日本の体外受精の技術は世界でもトップレベルです。

今上天皇の手術をしたことで知られる天野篤教授は、もっともＥＢＭに則っていたから天皇の執刀医になったわけではありません。当然ながら、ＥＢＭを超えた高いスキルをもっているからです。すなわち外科手術などには、ＥＢＭだけではカバーできない領域があるのです。

余談ですが、私は天野先生の講演を聞いたことがあります。浪人時代に、パチンコにはまったそうですが、そのときのパチンコ台で玉を打つ指先の微妙な感覚が、心臓バイパス手術の際にすごく役に立つとおっしゃったのが、私にはとても印象的でした。いまではパチンコ台もみな電動になってしまい、残念なことにそうした「匠の技」が鍛えられる場の一つがなくなってしまいました。

第6章
女性が妊娠、出産しやすい社会のために

相談患者の平均年齢は「41・9歳」

２０１５年の1年間にこまえクリニックに不妊相談に見えた患者（実際に治療を受けた人ではなく、「子どもができないので相談に来ました」という女性）の平均年齢は、すでに触れたとおり、「41・9歳」でした。

ちなみに２０１５年に42歳になった世代は、１９７３年前後に生まれた、いわゆる「団塊ジュニア世代」（１９７１〜74年生まれ）の人たちです。いま社会の現場で働いているこの世代の女性は、私の見るところ、とても優秀です。企業は優秀な人材ほど手放そうとしませんから、そうした女性ほど妊娠・出産に取り組むのが遅れがちになります。

平均が「41・9歳」ですから、現実には40代後半や50代の方も、私のところに相談に来ます。出産医療ライターの河合蘭さんが書いた『卵子老化の真実』（文春新書）という本が話題になりましたが、こうした本が売れること自体、多くの女性が「卵子が老化する」という自覚をもっておらず、「子どもはいつでも欲しいときに産める」と思っていたことを意味しています。

日本の学校教育の中では、「卵子も年を取る」ということを女性自身が学ぶ機会はまったくありませんでした。初潮が始まった頃の性教育で避妊については教えられても、卵子のエイジングについては教えられなかったので、子どもはいつでも産めるものだと思い込んでしまったのです。

文部科学省では2015年にようやく高校生向けの補助教材として『健康な生活を送るために』という小冊子を作成し、その中で「健やかな妊娠・出産のために」という章をもうけて啓蒙を始めたばかりです。

日本で男女雇用機会均等法が施行されたのは1986年のことです。思い出してみると、当時はまだ、「働く女こそ優秀」と言わんばかりの風潮がありました。そこで、多くの女性が結婚を選ばず、必死に社会で働きました。ところがこの世代の女性たちには、一生懸命に働いた「先」の線路が用意されていませんでした。

社会に出て必死に働いて、仕事のスキルを身につけると、あっという間に女性も40歳を過ぎてしまいます。そのときになってはじめて子どもが欲しくなり、あわててART医療機関に駆け込むという状況が、すこし前によくありました。当時の体外受精は、まるで男女雇用機会均等法世代の女性にとって「終着駅」みたいなものだったのです。

私が体外受精にまつわる「不都合な真実」を明らかにしたいと思ったのは、悩みながらも体外受精にトライし、年齢のハンディキャップを乗り越えて出産に至った女性を、これまでの16年間に、とてもたくさん見てきたからです。

彼女らの悩みはお金よりも、むしろ時間です。やりがいのある仕事をしていたり、その仕事が忙しすぎたりするため、知らず知らずのうちに妊娠・出産のタイミングを逸してしまった女性が多いのです。しかし、そうした女性たちがみずからイニシアチブをとり、主体的に出産に臨もうとしはじめています。不妊治療相談の現場にいる私は、そうした機運をここ数年でひしひしと感じています。

結婚すると妻は夫の「家」に入るものとされ、「女のミッションは子どもをつくることだ」といった封建的な意識が残っていた時代と異なり、いまは社会進出して実力を発揮している女性がたくさんいます。そうした価値観の中で生きる女性が子どもをもちたいと望んだとき、それを少しでもかなえやすくすることが大切だと私は考えます。少子化ということが言われ続けていますが、出産に関する人々の意識が変われば、子どもをもちたい女性によるムーブメントが起きることも期待できます。

体外受精をもっとカジュアルに

最近の私は、たとえば仕事をもっている32歳の女性が、結婚して3年目になっても子どもができない場合、「いっそのこと体外受精をしてみたら」と助言することがあります。ふつうであれば、体外受精の前にタイミング法や人工授精というステップを踏み、それでもダメであれば、体外受精という段取りになります。しかし、そこであえてジャンプアップして、いきなり体外受精を勧めるのです。

こう言われるとびっくりされたり、引いてしまう人もいないではありません。実際、まだ32歳ならば、自然に妊娠する可能性も高いわけですから、ある意味で、これはとても乱暴なアドバイスです。それでもなぜ、私がこういうアドバイスをするかと言えば、最初の子どもを32歳で妊娠し、33歳で出産すれば、その後に2人目や3人目を考えやすくなるからです。

38歳や39歳になってからはじめて体外受精を試みて、かりに運よく子どもを授かったとしても、年齢的に2人目を得るのはとても難しくなります。しかし33歳で第一子の母親になれば、2人目以後も選択肢が増える。そうやって「選択肢」を増やすことが、より多くの女性が子どもをもつために大事なことだと私は考えているのです。

実際、1人目を体外受精で産んだ若い女性が、「2人目も欲しいので相談にのってください」と相談にやって来る例が増えています。しかも不思議なことに、そのときに2人目は、「不妊ルーム」のフォローアップによる自然妊娠になる場合がとても多いのです。

それはなぜでしょう？　私の経験では、子どもが1人できると、女性は心身がものすごく落ち着きます。そのため2人目の子どもについては、かなり冷静に妊娠に取り組めるようになり、その結果、妊娠・出産という結果がもたらされるケースが多いようなのです。

そこで私は、こまえクリニックの「不妊ルーム」に相談に来た女性には、最初に「あなたは仕事をもっていますか」と聞くようにしています。もし「働いてます」という答えが返ってきたら、もちろんケースバイケースですが、「だったら体外受精も視野に入れてみたら？」と、ジャンプアップを助言することも多いのです。働いてる女性ならそこそこの収入はあるでしょうし、結婚後も共稼ぎならば、いささか高額な体外受精の費用も捻出しやすいと思うからです。

専業主婦が、ご主人の収入や公的助成だけに頼って体外受精をする場合、女性には大きな心理的プレッシャーがかかります。そうなると、どうしても妊娠率は低くならざるをえません。しかし、若い女性が自己資金で体外受精を受けるなら、精神的なプレッシャーも低く、また実際に若いということもあり、妊娠率は格段に高まります。

私が提案したいのは、体外受精を思いつめた末の「終着駅」としてとらえるのではなく、妊娠に際してカップルが自分たちの意志で選び取ることのできる一つのオプションとして、もっとカジュアルに考えたらどうだろうか、ということです。

卵管切除によって体外受精に成功した女性の話（その1）

不妊治療にあたって、そうした自分なりの「決断」をすることができた患者さんの中で、とても印象深い方がいます。彼女は自分の不妊治療の過程をきちんとドキュメント化しており、私のところに相談に来た段階で、これまでにどれだけ不妊治療にお金がかかり、助成金がいくら下りたかまでをすべて記録していました。

かりにFさんとしますが、この方は卵管因子の不妊症で、左右両方の卵管が閉塞していました。したがって子どもをつくるには体外受精しか方法がありません。最初の不妊治療は関西のクリニックで行い、一般的な体外受精の採卵方法である「ロング法」によって卵子が32個も採れました。

このときFさんは29歳でした。40歳ぐらいともなれば、ロング法でも卵子は3、4個しか採れませんが、まだ若かったので卵子がたくさん採れたのです。しかも、採れた卵子はその後、培養の過程で2分の1から3分の1までドロップアウトしてしまうものですが、Fさんの場合、32個のうち29個が受精するという運のよさでした。

こうしてできた受精卵を2～3日かけて培養することを「初期培養」と言います。その間に受精卵は細胞の数が4から8分割卵となります。それを子宮に戻す体外受精を「初期胚移植」と言います。

それよりも長く5～6日培養すると、受精卵は「胚盤胞」という、100～130ぐらいの細胞をもった状態になります。その卵子を戻したほうが、初期胚を戻すよりも妊娠率は高くなります。そこでこの医師は、「29個もあれば、胚盤胞も数多くできるだろう」という判断で、受精卵の培養をすべてそのまま継続したのです。

医師がそう考えたのには理由があります。自然妊娠による受精は、卵管膨大部という卵管の卵巣側で起こります。受精卵はだいたい5日か6日をかけて卵管の中を移動し、子宮の中で胚盤胞として着床します。それに対して8分割卵のような初期胚を戻すと、数日のタイムラグが生じるため、胚盤胞を戻したほうが着床しやすいと判断することは合理的なのです。Fさんの場合、胚盤胞になったのは29個のうち5個でした。

卵管切除によって体外受精に成功した女性の話（その2）

さて、Fさんの例を紹介したいのは、このあとの話が感動的だからです。

彼女は、受精に成功して胚盤胞まで育ったこの5つの卵子を、すべて冷凍保存することになりました。なぜなら、ロング法による注射をたくさん打たれたために、「卵巣過剰刺激症候群（OHSS）」になり、腹水がたまってしまったのです。これは刺激法採卵ではよくあることです。

卵巣過剰刺激症候群の治療を優先するため、すぐに卵子は戻せない。そこでFさんの5個の卵子は全部凍結されました。卵子は一度凍らせれば、冷凍食品と同じで、いつでも解凍できます。

ちなみに卵子の凍結には液体窒素が用いられ、凍結温度はマイナス200度です。ただし卵子の凍結自体はそれほど難しくはなく、世界中どこでもできるルーチンな作業です。凍結中止となった凍結卵は廃棄されますが、実際は実験用に大学などの研究室に供給されています。iPS細胞の前に登場したES細胞は、医療機関から大学、研究機関へ流れたヒトの胚盤胞から作製されたのです。

余談ですが、iPS細胞の研究でノーベル生理学・医学賞を受賞した山中伸弥博士が細胞の初期化の研究を始めた頃、別の研究室でヒトの胚盤胞を顕微鏡で見る機会があったそうです。

受精卵は2分割〜8分割卵のときには、それぞれの細胞が1個の個体になる能力があります。これを「全能性」と言います。しかし胚盤胞の状態になると、その能力はなくなってしまいます。ところが胚盤胞細胞は、心臓にも、脳にも、腎臓にもなれる能力を残しています。これを「多能性」と言います。ですから、胚盤胞をバラバラにしてES細胞を作製するのです。

顕微鏡で胚盤胞を見つめながら、山中先生にはその胚盤胞が、自分の2人の娘さんと重なって見えたそうです。そして、「自分には胚盤胞を壊すことはできない。自分で胚盤胞に代わる細胞をつくろう。ES細胞とは別の細胞をつくろう」と思い、それがiPS細胞研究の強いモチベーションになったそうです。私はこの話を聞いて、とても感動しました。

Fさんの話に戻ります。

しばらくして卵巣過剰刺激症候群が改善したので、Fさんは1個の胚盤胞を解凍し胚移植に挑みましたが、そのときは妊娠に至りませんでした。じつは彼女には、卵管閉塞以外にもう一つ、卵管水腫《らんかんすいしゅ》という病気があったのです。

卵管水腫とは、卵管が閉塞しているだけでなく、水腫、つまり水がたまっている状態です。ところがFさんの担当医は彼女に卵管水腫があることを知りながら、卵子を戻していました。しかし卵管水腫のある患者さんにいくら胚移植を行っても、通常妊娠はありえません。なぜなら卵管に水がたまっている以上、その水が流れてきたら移植胚も流されてしまうからです。卵子を戻しても、妊娠する可能性は限りなくゼロに近いのです。

このときの胚移植は当然上手くいきませんでした。

ところがこの医師は、「まだ卵子は4個も残ってるから、あと2、3回やって、ダメだったら卵管の処置をしましょう」と言い出したというのです。

卵管水腫のことをよく知らない患者さんだったら、ここで医師の言うとおりにしてしまったかもしれません。しかし、この段階でFさんは「おかしい」と思ったそうです。

卵管切除によって体外受精に成功した女性の話（その3）

ここから、Fさんの本当の戦いが始まります。

彼女は、自力でセカンドオピニオンを受けるために何人もの専門医を訪ね、最後は自分で判断してある産婦人科医を訪れ、「私の卵管を両方とも取ってください」と告げたそうです。この時点でFさんには、まだ4つの凍結卵が残っていました。すなわちマイナス200度の中に眠っている「わが子」を迎えにゆくべく、アクションを起こしたのです。人質のようになっている「わが子」を迎え入れ、子として産みたい。Fさんにはいつしか、母親としての本能が発動していたのかもしれません。

そして結果的に、このときに彼女がした判断はとても正しかったのです。

卵管切除は卵管水腫の場合の鉄則です。水腫のある卵管を切除しないと、妊娠はありえません。でも彼女の場合、卵管さえ取ってしまえば、卵はまだ4個も残っているわけですから、それを戻せば、妊娠の確率はとても高くなります。Fさんはふたたび「わが子」が眠っているクリニックに戻り、凍結した胚盤胞の移植を行い、妊娠・出産に至りました。

その後ご主人の転勤があり、夫妻は東京へと移りました。しかし関西のクリニックには、まだ胚盤胞の状態の「わが子」が残っています。子どもがもうひとり欲しいと思った彼女は、飛行機で何度も関西との間を往復し、2回移植を行った結果、2人目の子どもを得ることができました。彼女が私のところに来たのは、2人目のお子さんを出産して、3人目を望まれたときのことでした。

ここまでの展開をうかがって驚いた私は、「なぜ、あなたは卵管を切除しようと思ったのですか」と尋ねました。

彼女はじつは薬剤師だったのです。

大きな病院に勤めていたこともあり、そこでの経験から彼女は「医療は医師まかせにしてはいけない」ということをよく知っていた。そうした理解があったからこそ、彼女は医師の言うことを鵜呑みにせず、自分の判断で「卵管を取る」という決断ができたのです。

彼女は2人の子どもを育てたことによって、子育てがいかに人生を豊かにするかに気がつき、「3人目も欲しい」との思いから私のところに相談に来ました。

そこで私は、3人目のお子さんはロング法のような刺激法採卵ではなく、自然周期採卵の体外受精でやりましょう、と提案しました。

これまでにもなんどかお話ししたとおり、自然周期法とは、排卵誘発剤を注射して卵子を増やすのではなく、自然に育つ1個の卵子を排卵前に採卵し、体外受精と胚移植を行う方法です。

私はFさんに、自然周期の体外受精を行うクリニックを紹介しました。日本でトップクラスの技術をもっているそのクリニックでも、体外受精の妊娠率は30パーセントに届きません。しかも彼女は、最初の体外受精こそ29歳でしたが、私のところに来たときは、すでに34歳でした。

1回目の採卵では移植までは行きましたが結果は陰性。しかし2回目の体外受精は成功し、無事に第三子を授かりました。卵管のない彼女でしたが、体外受精のおかげで彼女は3人の子どもの母親になることができたのです。

48歳という高齢で自然妊娠に至った女性の話

こまえクリニックでこの16年間でフォローアップした患者さんの中で、もっとも高齢で妊娠・出産に至った方は、47歳で妊娠し、48歳で出産したMさんです。

Mさんは40歳を過ぎてから結婚したため、結婚半年後には不妊治療を始めていました。Mさんはうちへ来るまでに、体がボロボロになるほどありとあらゆる不妊治療を経験してきた方でした。

タイミング法を1年間行ったのち、人工授精を16回、体外受精を6回しても、移植ができたのはたったの1回で、治療費は300万円近くになっていました。そして、こうしたステップをふんでいる間に、4年もの歳月が流れてしまったのです。そして、47歳になったとき、「最後になにかできることはありませんか？」ということで、こまえクリニックに来ました。

まず彼女の「卵巣年齢」を推察すべく、FSH（卵胞刺激ホルモン）とDHEAというホルモンの値を測定しました。MさんのFSHの値は、36・5でしたが、この数字は閉経間近、もしくは閉経していてもおかしくない数字でした。もうひとつの卵巣年齢の指標であるDHEAの値も、若い人の5分の1程度でした。そこで私はMさんに漢方薬を処方し、DHEAサプリメントの服用を勧めました（最近は、良好な卵子が排卵されやすいという理由から、DHEAサプリメントを勧める不妊治療の医師が増えています）。

次の周期のさいにMさんの基礎体温表を見たところ、高温期が続いていました。そして尿検査では「妊娠反応陽性」が出たのです。

正直に言うと、はじめてお会いしたとき、Mさんが妊娠する可能性は万が一にもあるとは思いませんでした。年齢やそれまでの経過を考えれば、医師としてそう判断せざるをえなかったのです。

そこで、内心の驚きを抑えてMさんに「妊娠しています」と伝えたところ、彼女は平然と「そうですか」と答えました。うれしくて飛び上がるわけでも、感情を露わにするわけでもなく、とても冷静でした。

Mさんはありとあらゆる不妊治療を経験し、しかもそのすべてが不首尾に終わったというのに、そうした状況にまったく動じない人でした。妊娠を告げられたときの、少しも驚くことのない落ち着いた佇まいは、まるで「武士の妻」のようでした。

いま思えば、そういう人だったからこそ、Mさんはあの年齢でも、漢方とサプリメントの服用だけで妊娠に至ることができたのだと私は思います。

その後、腹部超音波検査において胎嚢が確認できましたので、信頼できる産婦人科医への紹介状を書きました。この紹介状を受け取った産婦人科の先生は、「奇跡だ！」と叫んだそうです。この年齢での自然に近い妊娠など、常識的にはまずありえないからです。

彼女には、引き続き「流産を予防する漢方薬」を処方していたので、その後も2週間に1度「不妊ルーム」に来院しました。私は彼女の年齢も考えて、「出生前診断は受けないのですか」と尋ねたところ、「受けるつもりはありません。せっかく私のところに来てくれた命なのです。ありのままを受け入れます」と言いました。

「『不妊ルーム』に通われている皆さんが、あなたの妊娠を喜んでいます。そして無事出産されることを期待していますよ」と告げると、「そうですか、それではなんとしても産まなければなりませんね」とニコリとされました。

そして、48歳で初産で男の子を出産したのです。出産後、彼女から次のようなメールをいただきました。


帝王切開で無事に男の子を出産しました。36週での出産でした。

当初、エコーでは2000グラムないとのことでしたが、なんと2713グラムもあり、うれしい誤算でした。

赤ちゃんは誕生時に呼吸がしにくかったみたいで、NICU(新生児集中治療室)でお世話になりその後、新生児室に移り入院していました。

妊娠週数が浅かったのが原因だったようです。


赤ちゃんが無事に退院して、私もはじめての子育てに奮闘中です。

たくさん不安もありますが、やっといっしょにいられてうれしく思ってます。

先生にもいろいろとお世話になり本当にありがとうございました。

あきらめかけていたときにやって来てくれたこの子を大切に育てていきます。

ART医療機関の変更が奏効した女性の話

Bさんは静岡にある会社に勤めており、東京から毎日、新幹線で遠距離通勤をしていました。本人いわく「上からは急かされ、下からはできないと言われる」という、女性ながら中間管理職的な立場にある方でした。彼女の例は、忙しく働いている女性が子どもをつくることがいかに難しいか、という典型的な例と言えます。

仕事の関係で、Bさんがこまえクリニックに来るのは、だいたい土曜か、日曜診療をしている日曜日でした。私が「今日は土曜だから休みですか?」と聞くと、「いや、これから出社します」と言い、「明日は日曜だから休みでしょう?」と尋ねると、「夏休みをがっつり取りたいので明日も出社します」と言う。いつもそんな感じでした。

彼女は来院時37歳でしたが、それまで不妊治療経験は一切ありませんでした。というより、仕事が忙しく、不妊治療どころではない、そんな感じでした。そこで私はホルモンバランスなどの検査を進めるとともに、子宮卵管造影検査の紹介状等も書きました。ホルモンバランス、子宮卵管造影検査ともに異常は認められませんでした。それと並行してご主人の精液検査も行いました。

ご主人には軽度の精子無力症が認められましたが、こまえクリニックが得意とする漢方薬の服用で、速やかに改善しました。そして「不妊ルーム」で、タイミング指導を行いました。しかしながら、フォローアップから半年が経過するも、妊娠の兆候は見えませんでした。

私はBさんのヘビーな勤務状況、37歳という年齢などから、不妊治療にそんなに時間を割けないと判断し、人工授精というステップを飛ばし、体外受精へのジャンプアップを提案してみました。私のアドバイスを家に持ち帰りご主人と相談した結果、体外受精の医療機関を紹介してほしいとBさんから連絡がありました。

私は体外受精などの高度生殖医療が、不妊治療のステップアップ療法の最終段階という考え方はしていません。先ほど述べたように、あくまで体外受精も、妊娠を引き寄せるための一つのオプションと考え、カジュアルにとらえてほしいと思っています。そうした私の考えもBさんには伝えていました。

ちょうどそのとき、ある不妊治療の医師が、勤めていたART医療機関から独立し、自前のクリニックを開きました。患者さんの話をよく聞いてくれるジェントルマンで、評判も悪くない医師だったので、私は迷わずBさんに、そのクリニックでの体外受精を勧めました。

そのクリニックを紹介したあとも、Bさんにはフォローアップとして漢方薬を処方していたので、薬を取りに来るときに、それとなくそこでの診療の様子を聞いてみました。するとし、胚培養士や会計の人も含めて、スタッフの動きがぎこちないとBさんは言うのです。たとえスタッフの動きがぎこちなくても「妊娠」という結果が出ればいいのですが、Bさんの場合、なかなかよい結果が出ません。そこで私は彼女と話し合いました。

私はBさんに、この医師が独立する前に勤務していたクリニックで体外受精を行ってみてはどうか、という新提案をしました。彼女はこの提案をすぐに受け入れてくれたので、そちらのクリニックへの紹介状を書きました。

幸いなことに、彼女は紹介先のクリニックで、2回目の体外受精で無事妊娠することができました。この経験は、私に体外受精を行う場合に、医療機関の紹介先がどれだけ大切であるかということを、再認識させてくれました。

ここでも喩え話をしてみましょう。

一流の料亭で修業をして自信をつけた料理人が、修業先から独立し、故郷に戻って割烹《かっぽう》を開いたとします。しかし、必ずしも自分の店で修業先と同じ出汁《だし》がひけたり、同じ味の料理を出せるとは限りません。厨房が変わり、水も変われば、どんなに腕のいい料理人でも、同じ味を出すのは難しい。体外受精の場合も、これとまったく同じなのではないかと私は思います。

「それはそれ」という心の余裕を

こまえクリニックでの16年間のフォローアップの経験をふまえて言うと、一般論として、いまのカップルは結婚前に比べ、結婚後のセックスの回数が極端に減る傾向があります。付き合っているときと、結婚して毎日顔を合わせている現在では気分が大きく違うせいか、ガクッと減ってしまうのです。

そうしたカップルが不妊治療にエントリーすると、ますますセックスの回数が減ることになります。医師からタイミング法を指導され、「明後日に排卵しますから頑張ってくださいね」などと言われたら、男の人は萎えて当然です。

さらに人工授精を経て体外受精へとステップアップしていくと、セックスの頻度はさらに減り、体外受精の段階になるとほぼ半分のカップルがセックスレスです。つまり不妊治療によって夫婦間のセックスはますます減るという現実があるのです。

そうなってしまう理由は、「自分たちにはもう、いくらセックスをしても子どもができるわけがない」と思ってしまうからです。自分たちのもつ「妊娠力」を信じることができず、ギブアップしてしまっているわけです。

ところがそうした中で、体外受精をしているのに夫婦生活が減らないご夫妻がいました。ほとんどのカップルで、減るのが当たり前だったので、その女性に尋ねました。「体外受精を受けていても夫婦生活が減らないのは、なにか理由がありますか」。そうしたら彼女は一言、

「それはそれ、これはこれ」

とおっしゃいました。それを聞いて、私はなるほどと思いました。これこそが、不妊治療の中でも「妊娠力」を失わないためのキーワードだと思います。

先進国の中で、少子化対策にいちばん成功しているのはフランスです。フランスが少子化対策に成功している理由は、出産時に婚姻の有無を問わないからです。それは「子どもは社会の中に生まれてくる」という考え方から来ています。

フランスに住んでいる知人が面白いことを言っていました。

「私の友達、妊娠してるけど、いま恋愛してますから」

フランス人の男性と結婚して、5人の子どもをもうけた日本人女性の話が週刊誌に載っ

ていました。彼女がそのことを日本人の女友だちに話すと、判で押したように必ず「大変ね」と言われる。ところが同じことをフランス人の女友だちに話すと、「楽しくっていいわね」と言われるそうです。それくらい、日本とフランスとではお国柄が違うわけです。ちなみにフランスの合計特殊出生率は「2・01」と、先進国の中ではもっとも高い数字です。

子どもは預かりもの

どのカップルも、なんの苦労もなく自然に子どもを授かることができればよいに決まっています。しかし、妊娠でつまずきを感じるカップルが増えており、いまでは6組に1組が不妊で悩んでいると言われます。

しかし妊娠におけるつまずきは、女性にとって必ずしも不幸なことではありません。つまずきを感じたことで、そこで思考が深まるということもあります。

2年半もの間、不妊治療を行いながら子どもを授かることができず、「不妊ルーム」のフォローアップで子どもを授かった女性が、子どもを産んだあとに私にメールをくれたことがありました。そのメールがいまも印象深く私の記憶に残っているのは、その間に彼女の思索がとても深まっていたからです。
以下は彼女からのメールの一部です。

子どもを授かって以来、
なかなか授からなかったこの2年半のことをたびたび振り返っています。

苦しんで悩んだ時期がほとんどですが、
いまではすっかり忘れてしまうほど、
そしてなによりそんな2年半の日々に感謝しています。
私たち夫婦には必要だった2年半、
私が母親になるために必要だった2年半、
悩んでいた時期も、そう思うように意識していましたが、
それでも時々心が折れて……。
子どもを授かり、やっと心からそう思えるようになりました。
（中略）

そして、私は「子どもは預かりもの」とも思いたいです。
いまの世の中、毎日のように虐待のニュースが流れています。
子どもは自分の物ではない、私や両親、
祖先様から続いてきた大切な命として、
神様から預かった大切な命として、
これから大切に大切に育て、
社会のお役に立てる人としてお返しできるよう
母として使命をもって育てさせていただこうと思っています。
これから出産まで7カ月ほどありますが、
日々感謝して、しっかり母親になる準備をしていきたいです。

彼女がこうした気づきを得ることができたのも、不妊というつまずきがあったからこそだと私は思います。

目に見えにくい不妊治療の実態

不妊治療は、なかなか人に言えない医療です。ひと頃に比べればかなりオープンになってきましたし、自分の子どもに、体外受精で授かったことを将来はカミングアウトするという親も増えてきてはいますが、それでもいまなお、どこかネガティブな見方があります。

しかし考え方を逆転させてみると、ふつうの妊娠は尿検査の結果や、婦人科で「あなたは妊娠してますよ」と言われてはじめて知ることになるのに対し、体外受精で子どもを授かる場合、親は卵子の時代から子どもを知っているわけです。ですから、胸を張って「あなたのことは卵子のときから知ってるよ」と言っていいのです。

かつて「100人に1人」と言われていた体外受精児は、すでに27～28人に1人ぐらいの割合になっています。私自身、体外受精がここまで一般化する時代が来るとは、20年前にはまったく想像できませんでした。

本書の冒頭でも書いたとおり、体外受精児が誕生したときは「試験管ベイビー」としてセンセーショナルな話題になりました。当時のローマ法王が、このような出産のあり方に反対声明を出したほど、大きな論議を呼んだ医療だったわけです。

しかし、最初の「試験管ベイビー」が生まれてからすでに40年近くが経ち、いまでは妊娠率は低いものの、体外受精で生まれた子どもはどんどん増えています。そういう子どもが市民として育っていく社会においては、体外受精という技術にも「市民権」が得られて当然です。

問題は、本来は不妊治療のための技術であった体外受精が、あたかも「少子化対策」であるかのように喧伝《けんでん》されていることです。なんども言うように、たとえ体外受精児が「100人に1人」から「20人に1人」まで増えても、そのことで顕著に人口が増えるほどの圧力には、決してなりえません。

一人の女性が平均して生涯に産む子どもの数を示す「合計特殊出生率」は、日本では2005年に過去最低の「1・25」まで落ちましたが、「1・25ショック」と呼ばれて改善策が講じられた結果、2015年には「1・46」までもち直しました。しかし子どもを産む女性の母数自体が減っているのですから、合計特殊出生率が多少改善したところで、日本全体として人口が増えることにはならないのです。

もし政府が本気で少子化対策を考えているのであれば、いま体外受精に投じられている330億円以上の公的助成を、もっと工夫して投入したほうがより有効だと私は思います。なぜなら少子化対策の根幹は、結局のところ、夫婦が「子どもをもちたい」と思うモチベーションだと考えるからです。

医療のイニシアチブは自分でもつ

これから不妊治療、とりわけ体外受精を視野に入れたカップルにとっていちばん大切なことは、医療を医師まかせにせず、自分たちの側がイニシアチブをもつということです。

では、医療においてイニシアチブをもつとはどういうことなのか。

ここでは実用的な話として、すでにお話ししたとおり、妊娠とも深い関連をもつ乳がんの場合を例に説明してみましょう。

乳がんは女性における部位別の罹患数《りかんすう》（がんと診断される数）が、群を抜いてもっとも多いがんです。

【2015年に新たにがんになった女性の数】

・乳がん　8万9400人
・大腸がん　5万7900人
・肺がん　4万2800人

・胃がん　4万2200人
・子宮がん　3万人

（国立がん研究センター調べ）

ところが、乳がんはその一方で、死亡に至る患者が相対的に少ないがんでもあるのです。つまり、乳がんは早期発見により治療が可能なのです。

【2015年にがんで亡くなった女性の数】
・大腸がん　2万3400人
・肺がん　2万1900人
・胃がん　1万7000人
・膵臓がん　1万6200人
・乳がん　1万3800人

（国立がん研究センター調べ）

日本人女性の乳がんの発生状況にも変化が見られます。かつては日本人の乳がんは、年齢とともに右肩上がりに直線的に増えていました。

ところが30年ほど前から新しい傾向が出はじめ、30代終わりから40代半ばにかけて、がんの発生に新しいピークが出現したのです。その後はいったん下降し、高齢になるとふたたび上昇してくる。ようするに乳がんの発生が「欧米型」になってきたのです。

理由として考えられているのは食生活の欧米化、すなわち動物性脂肪摂取量の増加です。若年性乳がんは都市部ほどその増加傾向が顕著であり、それは食生活の欧米化が進んでいるせいだと考えられています。こうした流れに対処すべく、乳がんの早期発見に向けて自治体などが検診等の制度設計の再検討にとりかかっています。

こまえクリニックの「不妊ルーム」に通院されている女性に、「乳がんチェックはしていますか?」という問いかけをすると、「先月区の検診の案内が来ました」とか「もうすぐ会社指定の人間ドックを受けます」などという答えをよく聞きます。

そこで、さらに乳がん検診の内容をよく聞いてみると、自治体や企業によって方法はバラバラで、超音波検査だったりマンモグラフィーだったりします。

ここからは私の意見になりますが、若年性乳がんの早期発見には、マンモグラフィーは有効ではありません。若年性乳がんの場合、乳腺が発達した女性のがんを発見しなければなりません。しかしマンモグラフィーでは乳腺は白く写り、乳がんも白く写るのです。

昭和大学医学部乳腺外科の中村清吾教授が、朝日新聞の記事で「20代、30代女性は、マンモグラフィー検診を受けるべきではない」という主旨のことを述べていました。かなり踏み込んだ発言だったので驚きましたが、私の考えもまったく同じです。

私は患者さんに「マンモグラフィーで早期の乳がんを発見するのは、雪原に落とした白い財布を見つけるようなもの」だと説明してきましたが、中村教授も「雪野原の白いウサギを見つけるようなもの」と述べていました。

30代の女性には、超音波で乳がんチェックをするよう私は勧めています。

超音波検査は放射線を使いませんので、年に何回受けても健康被害はありません。もし30代以上の日本人女性全員が、年に2回必ず超音波で乳がんチェックをする習慣ができれば、乳がんによる死亡は激減するはずです。

すでに述べたとおり、不妊治療と乳がんには、なんらかの関係があるとも言われています。また、乳がんになった状態で妊娠すると、病状の悪化が早く、命の危険があります。

けれどもこうしたことは、自治体や企業ではなかなか案内してくれません。自治体や会社も、当然ながら市民や社員の健康を考えています。しかし、福利厚生として行われることにはおのずと限界があります。医療に関するリテラシーを高め、自分の身は自分で守るしかないのです。

匿名ブログ「保育園落ちた日本死ね!!!」の正当性

2016年に「保育園落ちた日本死ね!!!」というタイトルの匿名ブログが大きな話題となりました。自分はちゃんと働いて税金も払っている。しかも政府はこれから「1億総活躍社会」だと言ってるのに、働きたい女性が子どもを保育園にさえ入れられないこの社会は、いったいどうなっているのか。「私活躍出来ねーじゃねーか」そして「まじいい加減にしろ日本」。

こう書いた女性の怒りに、私はシンパシーを感じます。

こまえクリニックで「不妊ルーム」を始めて16年以上になりますが、通院される女性たちと話をすればするほど、最大の少子化対策は、「駅ナカと駅チカに保育園をつくること」だと考えるようになりました。ある自治体に体外受精の助成にまわせる10億円の金があるのなら、その何割かでも保育に投入したほうが子育てに有効です。体外受精に対する公的助成の一部を、かわりに保育園の建設と保育士の人件費などに用いたら、どれだけの待機児童をもつ親が救われるでしょうか。

そもそも「少子化」という言葉がメディアをつうじて繰り返されること自体が問題なのです。ある言葉が繰り返されるうちに、その言葉が指し示す事態そのものが常態化してしまう危険があるからです。

たとえば「リストラ」という言葉がそうです。

「S社はこのたび業績回復のために3000人のリストラを発表しました」といったニュースが、いまでは当たり前になってしまいました。カタカナ言葉のせいで、なんだか柔らかい印象を与えますが、「リストラ」とは解雇、つまり社員をクビにすることです。結果として、それだけの人数の社員とその家族が路頭に迷う可能性があるわけです。

企業の側から見ても、社員をリストラするということは、それだけの企業体力を失うことです。当然、優秀な頭脳の流出も起きるでしょう。リストラを行わざるをえない状況があるのでしょうが、企業自身にとってもいいことではありません。

業績が回復しないから、どこかで人員削減しなくてはならないという、きわめて重大な事態を示しているわけですが、「リストラ」という言葉が毎日メディアで流されているうちに、世間では「企業がリストラするのは当たり前」という感覚になってしまいがちです。
それと同じで、連日メディアが「少子化」と繰り返すことで、世の中の人々が「これからは少子化を前提にものを考えていかなくてはならない」という考えにとらわれて、それ以外の選択肢が思い浮かばなくなってしまうことを私は恐れています。

富山県の舟橋村はなぜ人口が増えたのか

「少子化対策」という言葉がいまの日本では錦の御旗のようになっており、体外受精への公的助成はその旗のもとで大手を振っています。しかし、公的助成は現実には少子化対策にはなりえません。それよりもはるかに直接的に、人口増に寄与できることはないでしょうか。

そのヒントになりそうなのが、富山県にある唯一の村、舟橋村《ふなはし》です。舟橋村のホームページを開けば、「日本一小さな村は日本一輝いている村です。」のキャッチコピーが目に飛び込んできます。

舟橋村では、平成のはじめには人口が1300人まで減っていました。ところが2015年には、この村の人口は3000人を突破しています。

この村に、いったいなにが起きたのでしょう。

もちろんこれは単純に「少子化対策」がうまくいったからだけではありません。舟橋村での人口増の背景には、二つの因子があります。一つは平成のはじめに法律が変わり、それまでは耕作地としてしか利用できないという規制があった土地に、その規制が解除されたことで宅地造成が認められたことです。

この村は富山市の隣にある、いわゆるベッドタウンです。市内よりも土地の値段が安いならば、ここに家を建てようという人がやって来ます。それが人口増のひとつの理由でした。

とはいえ、ここはあくまでも村であって、市や街の便利さはありません。土地が安いだけならばわざわざ村に住みたいとは思わないでしょう。

この舟橋村に、2005年に金森勝雄《かなもりかつお》という村長が誕生しました。高校卒業後にすぐに舟橋村役場に入ったという方で、助役から村長になり、現在は3期目を務めています。この村長が本気でこの村の改革を進めたことが、人口増の二つ目の理由です。いま少子化対策がうまくいっている自治体は、どこもリーダーに能力があるところばかりです。

この村長の考え方は、「そもそも小さな村なのだから、駅前にすべてを集中させよう」

という発想です。駅前には保育園や老人施設もあり、ようするに村の主要な公共施設を駅前に集中させたのです。その結果、村民の頭の中は「駅のほうに行けばなんでも解決する」となり、子どもをもったお母さんも、駅前の保育園に子どもを預けたら、そのまま電車で富山市まで働きに出られるようになりました。家庭から仕事場へのそうした動線をうまくつくったおかげで、この村には活気が出てきたのです。

舟橋村のように地域再生に成功している自治体の中で、体外受精に大量に予算を投入して成功した例は、日本には一つもないと私は思います。

富山県では舟橋村をのぞいてすべての自治体で人口が減っています。この舟橋村だけが人口が増えている。全国からも注目され、テレビでも特集番組がつくられました。

いろんな学者がこの村に入り、なぜ人口が増えているのかを調査しています。ある学者の試算では、あと20年経つと村の人口はさらに1・5倍になると予測されています。

じつは、この村は富山県の中で「平成の市町村大合併」のときに合併を望まなかった唯一の村でもあります。いまでは富山県だけでなく、石川・福井と合わせた北陸三県で、舟橋村以外の村はすべてなくなってしまいました。さらに面白いのは、ここは日本でいまいちばん面積が小さい自治体です。そのような自治体でも、人口増を達成しているのです。

舟橋村の村長さんに、とてもいい言葉があります。

「舟橋村で生まれた子どもは、責任を持って舟橋村が育てる」

そういう心意気のほうが、少子化対策としてはるかに大切ではないでしょうか。

体外受精への公的助成以上に、駅近に保育園をつくることが少子化対策として有効だということを、東京郊外の狛江市で仕事をしている私も日々、実感しています。狛江の場合も、新しい市長になって駅の近くに保育園が二つできたあたりから、人の動線も変わりはじめたのです。

若いパパやママが、ママチャリに子どもを乗せて、保育園に子どもを預けたあとは、ママチャリを向かいの駐輪場に預け、狛江駅から小田急線で仕事に出て行く人々の姿を見かけます。「子どもを伴った太い生活動線」をつくっていくことが、真の少子化対策だと私は思うのです。

第7章

不妊治療をやめると、なぜ妊娠するのか?

そもそも「不妊ルーム」とは

ここまで不妊治療、とりわけ体外受精などの公的助成に対して私の考えをいろいろと述べてきました。

冒頭でも述べたとおり、私は内科医としての臨床経験は豊富ですが、婦人科医としてのバックグラウンドはありません。大学院時代もウイルスの研究などをしていました。

しかし私たち夫婦自身が不妊治療に患者として関わることになったことで、不妊という問題を身近なものとして感じざるをえませんでした。

それからというもの、不妊医療に関して猛烈に勉強をしました。

数年後、私は内科医としてこまえクリニックを開業しましたが、当初は通常の内科診療のみを行っていました。多くのクリニックがホームページを公開するという流れの中で、こまえクリニックでもホームページを立ち上げ、その中に「不妊でお悩みの方へ」という1ページを置きました。これが「不妊ルーム」の原点です。

そのページに反応するかのように、子どもができない悩みをもつ女性が私のもとに相談に見えるようになりました。

そうした方々には、私自身の不妊治療の経験とも照らし合わせて、「あなたはまだ若いし、検査結果を見る限り大きな問題はないのだから、しばらくは自然にタイミング法をとって様子を見たらどうでしょう。そして半年経っても妊娠できなければ、不妊治療を考えてはどうでしょう」とか、「人工授精を3回行っても妊娠していないわけですし、37歳という年齢もありますから、体外受精を真剣に考えてみたらどうですか」といったアドバイスを行っていました。相談に見えた方には、次の医師を紹介したり、自分たちでトライできることを助言してきたのです。

いま思えばこのときはまだ、責任という下駄を自分のところに置きませんでしたので、さして気の重い仕事ではありませんでした。いわば私は「バーズ・アイ・ビュー（鳥の目線）」で不妊という問題を見ていたわけです。しかし、そんな私の考えを変えてしまう出来事がありました。

転機となった患者との出会い

あるとき、32歳の女性が相談に見えました。

彼女は別のクリニックで1年間のタイミング指導を受けたあと、人工授精を2回行っても妊娠に至らないという方でした。

これまでの経過から、私は「32歳と年齢もまだ若いわけですから、もう2、3回、人工授精を行ってみてはどうでしょうか」とアドバイスしました。

すると彼女は、「子どもが欲しい気持ちに変わりはありません。しかし、あの経験をもう一度するのかと思うと、不妊治療を受ける勇気が湧いてこないのです。どうか先生のところで私の面倒を見てください」と私に懇願したのです。

このとき、私は医師として逃げられないと思うと同時に、少し迷いもしました。

それまでも、不妊に関しては婦人科の医師に負けないだけの知識があると自負していました。しかし知識は実践を通してはじめて知恵となります。内科医である私には、実践経験がまったくありません。

そこで、インターネットを通して知り合った、当時は九州の産業医科大学産婦人科におられた吉田《よしだ》耕治《こうじ》先生に相談することにしました。そして吉田先生の指示を仰ぎながら、彼女のフォローアップを行うことにしたのです。

このときに吉田先生からいただいたとても重要なアドバイスは、「これまでの経過から、大切な検査が一つ抜けております。子宮卵管造影検査を行うべきです」というものでした。

私はこまえクリニックの近くにある婦人科の病院に子宮卵管造影検査依頼の紹介状を書き、彼女に渡しました。そして、彼女のホルモンバランスなどの検査を並行して進めていったのです。

不妊治療に有効だった漢方薬投与

彼女には、黄体機能不全があることがわかりました。黄体機能不全は、不妊の患者にとてもよく見られる病態です。私はここで、学生時代から自分なりに勉強していた漢方薬の知識を役立てることにしました。

漢方薬というと、土瓶で薬草などをぐつぐつと煮立てたもの、というイメージをもつ方もいるかもしれませんが、その考えは前近代的なものです。漢方薬が健康保険適用となってから、すでに50年近い月日が経過しようとしています。

現在、厚生労働省は100種類を超える漢方薬を認可しており、これらはインスタントコーヒーなどと同様、フリーズドライ製法によるものです。アルミパックされたその外見は、少し量の多い粉薬といった感じです。

これまでの経験から、黄体機能不全には当帰芍薬散《とうきしやくやくさん》という漢方薬が有効であることを私は知っていたので、彼女に処方してみました。２カ月後、彼女は妊娠しました。

この経験はビギナーズラックだったのかもしれませんが、私に自信を与えました。

その後、彼女と同じような相談を受けた場合、私は同様のフォローアップを行うことにしました。そして少しずつ、「不妊ルーム」のフォローアップによって妊娠される方が増えていきました。

当時の私は、婦人科診療でいい思いをしていなかったので、婦人科医に対してあまりよい感じはもっていませんでした。しかし内科医という立場から不妊に悩む人の相談にのるうち、現在の不妊診療に関して多くの疑問や、不明なことが出てきました。

もし自分が婦人科医であれば、同じ診療科の医師に基本的な質問をするのは、躊躇《ちゅうちょ》したでしょう。恐る恐る、吉田先生以外の婦人科の医師にも相談してみると、どの先生もとてもフランクで、私の質問に丁寧に回答してくれました。

不妊で悩む女性のフォローアップを行ううちに、不妊治療に対する見方が、それまでの「バーズ・アイ・ビュー（猫の目線）」から、より患者さんに寄り添った「キャッツ・アイ・ビュー（猫の目線）」へと変わっていたことに気づきました。自分自身が不妊診療という世界に飛び込んだことで、さまざまな問題がリアルにとらえられるようになってきたのです。

いまから振り返れば、「不妊治療はもういやです」と言ったこの32歳の患者さんをフォローアップする決心をした時点が、もう立ち戻ることのできない、“Point of No Return”を越えたときだったと思います。

年齢制限を外した理由

幸いなことに「不妊ルーム」で妊娠される方は、月を追うごとに増えていきました。

じつはこれには理由がありました。当初はフォローアップする患者さんの年齢上限を「40歳未満」としていたのです。40歳を過ぎた患者さんは、速やかに不妊治療の先生に紹介したほうがよいと考えていたからです。

「不妊ルーム」で妊娠されるカップルは順調に増えていきました。妊娠される女性が4割を超え、4割5分に近づいた時期もあり、フォローアップする女性の半分以上を妊娠させることができないか、という野心をもった時期もありました。

けれども、この「5割の壁」はなかなか突破できませんでした。女性の結婚年齢や妊活開始年齢が上昇するとともに、「不妊ルーム」を訪れる女性の年齢も、じりじりと上がりはじめていたからです。

もう一つの変化がありました。

以前に「不妊ルーム」で妊娠された女性が、数年経ってから、2人目や3人目を希望するということで、ふたたび訪れてくるようになったのです。

最初のお子さんを30代半ばで妊娠した方は、2人目のときは40歳前後になってしまいます。1人目ができると、しばらくは子づくりどころではなくなります。最初の子がよちよち歩きから幼稚園や保育園に通い出したあたりで、やっと2人目のことを考えるのがふつうだからです。

そういった次第で、「不妊ルーム」でのフォローアップの年齢上限を40歳未満とすることが難しい状況になってきました。

あるとき、これを決定づける出来事がありました。

1人目を自然妊娠で授かり、2人目のお子さんを希望している38歳の女性が「不妊ルーム」にお見えになりました。当時はフォローアップの期間を6カ月までとしており、私はこの期間が過ぎたところで、不妊治療へのステップアップを勧めました。

しかし彼女からは、「このまま『不妊ルーム』でのフォローアップをお願いします。不妊治療を受けるつもりはありません」と拒否されてしまいました。

やむなくフォローアップを続けたのですが、1年経っても妊娠に至りません。そこで、あらためて不妊治療へのステップアップを勧めたところ、彼女はこう言いました。

「私にここへ来るなということは、妊娠をあきらめろということと同じです。このままお願いします」

しかし、その後2年経っても3年経っても妊娠の兆候は現れず、事態の進展はありませんでした。ところがさらに8カ月後、彼女に妊娠反応陽性が出たのです。このとき彼女は41歳。「不妊ルーム」への通院開始から3年8カ月が経過していました。

翌年、彼女から、無事女の子が生まれたというメールを受け取りました。

そのメールには次のように書かれていました。


子供が欲しいと思う気持ちに年齢はありません。

どうか子どもを望むすべての女性を導いてください。


このことがきっかけとなって、私は「不妊ルーム」での年齢制限を撤廃したのです。

スクランブル交差点の中に立って交通整理をしている

不妊カウンセリングに加えて、体外受精カウンセリングも行うようになりました。「不妊ルーム」に体外受精の相談に見えるカップルが急増したので、これに対応しようと考えたのです。

体外受精カウンセリングを始めてみると、カップルの悩みは通常の不妊治療経験者以上に深刻で、経済的負担も大きく、精神的なダメージも大きいことがすぐにわかりました。

そうした患者さんたちと話す機会が増えるにつれて、私の思索も深まっていったように思います。本書で述べた「妊娠という結果に対する助成」すなわち成果報酬制度への移行等といった考えは、体外受精カウンセリングの経験を通して、自然発生的に私の中に芽生えてきたのです。

そんな私が不妊治療においてとっているスタンスは、産婦人科の先生のスタンスとはかなり違っています。

不妊治療というラビリンス（迷宮）の中で道に迷っている女性がいれば、「うちに通ったからといって、必ず妊娠できると約束することはできないけれど、少なくともあなたは不妊治療の迷子になることはない。私には８３００人を見てきた経験があります」と話します。自分自身では「不妊治療のスクランブル交差点の中に立って交通整理をしている」ようなことだと考えています。

私が内科医としてやっていることは、ごくふつうの医療です。世の中の保険診療は、どんな先生がやってもほぼ同じ薬を出すから保険適用になるのです。

そもそも内科とは、基本的に「患者さんを変えない」医療です。血圧が基準値より高かったら、投薬して、コントロールできたらそれを変えないようにする。糖尿病の人の場合は、心筋梗塞を起こさないよう、血糖値をコントロールする。脳血管障害を予防するためには、血圧をコントロールする。これらはすべて「変えない医療」という言い方ができます。それに対して、不妊治療は「変える医療」です。不妊に悩む人は、むしろ変わらなかったら困る。私は医師として、「変えない」こと、「変える」こと、その両方にやりがいを感じるのです。

「和」の不妊治療への回帰〜基礎体温表に戻れ

女性として妊娠年齢を過ぎている、ＦＳＨの値が高い、ＡＭＨの値が低い、男性因子がよくない……。現在の不妊治療の現場では、このような理由によって、体外受精への強引な誘導が行われています。

こうした現実を見てきた私は、「和」の不妊治療への回帰を真剣に考えています。「和」の不妊治療とは一言で言えば、基礎体温表を大切にするということです。「不妊ルーム」に相談に来られる女性からは、不妊治療の担当医が基礎体温表に見向きもしない、「基礎体温表なんかいらない」と言われたという声を数多く耳にしています。

しかし、私はこれは由々しきことだと考えます。こういうことを言う医師の頭の中には、体外受精しかないのでしょう。

しかし、日本に和食というものがあるように、「和」の不妊治療というものがあってよいと私は考えます。

「不妊ルーム」では毎年100名以上の方が妊娠しますが、その基本は「三つの法則」です。すなわち、

①基礎体温表をつける

②排卵日検査薬を使用する

③セックスの回数を増やす

いずれも医療機関に行かずとも、誰でも家庭でできることです。「不妊ルーム」での治

療はこの三つの基本に、漢方薬、経口排卵誘発剤などを上乗せしています。

いまの不妊治療では、こうしたベーシックなことが置き去りにされ、公的助成が呼び水となり、体外受精へといつの間にか誘導されています。

本書でこれまで述べてきたことを繰り返しますが、体外受精に対する公的助成は、人口増加への圧力とは決してなりえません。公的助成よりはるかに大きなエネルギーとなりうるのは、不妊に悩むカップルが自分たちの妊娠力を再認識し、子どもをもつことに積極的になることです。私はそれこそが、真の少子化対策だと考えています。

風に立ち向かって

「不妊治療をやめたら妊娠した」という人がたくさんいるのは、なにを意味しているのでしょうか。それは「不妊治療そのものがストレスになって、不妊を悪化させている」ということです。

こうした病状に対して私がつけた病名が「不妊治療不妊」です。自律神経の中枢と、生理周期を司っている中枢は、どちらも脳下垂体の視床下部です。ここにストレスがかかればば生理周期が乱れ、不妊になるのは当たり前です。この「不妊治療不妊」という言葉には大きな反響がありました。

最近は皆さんも同意してくれるようになりましたが、健康で不妊因子がなにもない健全なカップルでも、不妊治療の医療機関の待合室に入った途端に「不妊」になったりします。あの場の雰囲気で、そうなってしまうのです。

「不妊治療をやめたとたんに妊娠する」という例は本当に多く、「不妊ルーム」を訪れる人の中にも、「じゃあ、体外受精をやってみましょう」と決まり、医療機関に紹介状を書くことにしたところ、それを受け取りに来た日に、妊娠が判明することが度々あります。

そういう現象が起きる理由も同じです。「よし、体外受精をやろう」と精神的に開き直ったことが、妊娠を引き寄せるのです。

この開き直りは、妊娠にもポジティブに働きます。私が書いた『妊娠レッスン』を読んで相談に来たその日に妊娠したりしています。おそらく電話で予約を入れたときにホッとして、精神的にリラックスしたからだと思います。

こういう経験から、「ステップダウン」という言葉は私の中でごく自然にうかびました。

私の考える不妊治療において、これはとても重要なキーワードです。

私はよく患者さんに「三角定規をイメージしてください」と言います。

二等辺でない三角定規を、直角の部分を上にして山のようなかたちで置くと、二つの坂道が左右にできます。これまでの不妊治療は、このうちで険しいほうの坂道を、まるで登山のように上がっていく。でもこの山には、反対側にきっとゆるやかな坂道もあるのです。同じ山頂をめざすのであっても、こちらの緩い坂のほうを、ワンダーフォーゲルやハイキングのような感覚で登ってもいい。北壁が急坂だとしたら、南側には緩い坂がきっとある。ですから、登るルートを変えた途端、妊娠することもあるわけです。たとえ体外受精がダメでも、漢方薬による妊娠だってありうるのです。

いまの不妊治療は、とにかく急なほうの「北壁」ばかりを選ばせています。

不妊治療の風向きが、北壁を無理やり登らせるような方向にばかり吹くのも、公的助成のあり方に工夫が足りないからです。強い偏西風のように、つねに風向きが一定になっていないでしょうか。季節風のように、ケースバイケースでいろんな方向に風が吹くことを私は期待します。

本書はこの強い向かい風に立ち向かうために、勇気を振り絞って書いたものです。この本がきっかけで、現在の不妊治療のあり方、ことに体外受精に対する公的助成の問題について、活発な議論が起きれば幸いです。

おわりに

「啐啄」という言葉をご存じでしょうか。「そったく」と読みます。「啐」とは雛鳥《ひなどり》が殻を破ろうとして内側から母鳥に向かってあげる鳴き声。「啄」は、母鳥が雛を手助けすべく、くちばしで殻をつつく音です。なんとも切ない響きをもつ言葉です。

転じて、導く者と導かれる者の呼吸が合うこと、さらには絶妙のタイミングという意味にも用いられます。夫婦に卵をかえす力が少しばかり不足しているとしたら、外側から救いの手をさしのべてもらうのは自然なことでしょう。

不妊治療とはそうあるべきものだと思いますし、そうあってほしいと切に願います。それは高度生殖医療であっても、なんら変わらないはずです。にもかかわらず、ここに「少子化対策」の旗がふられ、高度生殖医療との間に「公的助成」が接着剤のように介入すると、何とも言えない息苦しさが漂うようになりました。かくして本人が意図しないにもかかわらず、医師に勧められるがままに体外受精へと誘導されることが常態化したのです。

日本人は、小さい頃に「がんばる」というソフトが自動的にインストールされるのではないでしょうか？　小学校に上がれば中学受験のために「がんばる」。そして高校受験、大学受験、社会に出れば当然のごとく強烈に「がんばる」ことを求められます。

かつて日本人男性は「ウサギ小屋の働き蜂」と呼ばれました。そして男女雇用機会均等法施行以降、労働市場に出た女性たちもまた働き蜂そのものです。次のメールは、今を生きる女性の心情をよく表しています。

これまで受験も就職も資格も、
多くのものを努力で手に入れてきたからこそ、
それが通用しない不妊治療の世界は辛いのだと思います。
就職活動で不採用が続くと、
自分の存在が否定されたような気持ちになるように。

立ち止まってもいい、ステップダウンしてもいい、急な壁を登る以外にも道はある、と知ることで気持ちが楽になり、また一歩踏み出す力になります。

そして、「道のりはひとりひとり違うのだ」ということも、かけてもらえたら嬉しいことばです。

男女ともに忙しく働く現代社会においては、子どもをもつということが本当に難しくなってきています。こうした社会にあって、カップル自らがどのようなアクションを取れるか、真剣かつポジティブに考えていかなければなりません。またそれを取り巻く社会情勢も子どもをもちやすい環境に変わる必要があります。

最近インバウンドで来る中国人は、日本の清潔さ、そして日本人の公徳心の高さに驚き、国に帰って、そのことを周囲の人々に話すといいます。それは、今に始まったことではありません。安土桃山時代に日本を訪れた宣教師たち、そして鎖国が解け、明治維新前後に日本を訪れた多くの外国人もまた同様の感想を記しています。

そんな日本をこれからも守っていけるのは日本人でしかありません。これからの日本の持続可能性《サステイナビリティ》を高めること、つまるところ真の少子化対策は、カップルが子どもをもちたいと思える国になることに他なりません。例えば本文でも述べたように、富山県舟橋村にそのヒントはないでしょうか。

安倍晋三総理は、著書『美しい国へ』（文春新書）の中で次のように述べています。

「当たり前のようだが、わたしたちは、若い人たちに『家族をもつことのよさ』『家族のいることのすばらしさ』を教えていく必要があるのではないか。いくら少子化対策によって子育てしやすい社会をつくっても、家族とはいいものだ、だから子どもがほしい、と思わなければ、なかなかつくる気にはならないだろう」

インターネット全盛の時代にあっても、私は本という形で皆さんに語りかけたいのです。なぜなら本こそが、なんのデバイスも必要としないメディアであり、平等に多くの人々に、私の思いを直接届けられるからです。

本書の執筆に関しては、産婦人科学、生殖医療の専門学的見地から、生殖医療指導医の吉田耕治先生（前産業医科大学産婦人科助教授）に私の原稿を査読していただき、詳細なアドバイスをいただきました。また、今日までの2000名近い「不妊ルーム」での妊娠実績は、吉田先生との「啐啄」の成果でもあります。

私はこれからも東京の片隅で、不妊に悩むカップルの声に耳を傾けていきたいと切に願います。そして一組でも多くのカップルにポジティブな気持ちになってもらえ、ひいては日本が少しでもよい方向へ歩むようこれからも微力ながら精進していきたいと思います。

放生勲

2016年9月

著者略歴

放生 勲《ほうじょういさお》

一九六〇年、富山県生まれ。こまえクリニック院長、内科医。八七年、弘前大学医学部卒業。東京都内の病院にて二年間の内科研修後、八九年六月から九〇年九月までドイツ政府国費留学生としてフライブルク大学病院およびマックス=プランク免疫学研究所へ留学。九七年、東京大学大学院医学博士課程修了(東京大学医学博士)。東京医科歯科大学難治疾患研究所を経て、九九年、狛江市に、こまえクリニック開院。二〇〇〇年、「不妊ルーム」を開設。著書に『妊娠レッスン』『妊娠力』『妊娠力をつける』等がある。こまえクリニック「不妊ルーム」http://www.komacli.com/

幻冬舎新書 436

不妊治療の不都合な真実

二〇一六年十月三十日　第一刷発行

著者　放生　勲

発行人　見城　徹

編集人　志儀保博

発行所　株式会社　幻冬舎

〒一五一―〇〇五一　東京都渋谷区千駄ヶ谷四―九―七

電話　〇三―五四一一―六二一一(編集)

〇三―五四一一―六二二二(営業)

振替　〇〇一二〇―八―七六七六四三

ブックデザイン　鈴木成一デザイン室

印刷・製本所　株式会社　光邦

検印廃止

Printed in Japan　ISBN978-4-344-98437-0 C0295

ほ-6-1

幻冬舎ホームページアドレス http://www.gentosha.co.jp/

*この本に関するご意見・ご感想をメールでお寄せいただく場合は、comment@gentosha.co.jp まで。

幻冬舎新書

石川智基
男性不妊症

不妊症で悩むカップルのうち48％が男性側要因。「無精子症」「精子無力症」などの精子異常や勃起不全が男性不妊症の主な原因だ。精子の働きから最新治療法まで男の生殖に関する情報を満載。

岩崎純一
私には女性の排卵が見える
共感覚者の不思議な世界

女性の性周期を色や音によって知覚する著者が、幼少期から現在に至るまでに経験した不思議な世界を詳述、その知覚能力は一体何なのか思索する。「共感覚」の持ち主が展開する大胆な考察。

下重暁子
家族という病

家族がらみの事件やトラブルを挙げればキリがない。それなのになぜ、日本で「家族」は美化されるのか。家族の実態をえぐりつつ、「家族とは何か」を提起する一冊。

下重暁子
家族という病2

家族のしがらみや囚われの多い日本の実態を一刀両断しつつも、家族という病を克服し、より充実した人生を送るヒントを示唆。60万部突破のベストセラー『家族という病』、待望の第2弾。

幻冬舎新書

石蔵文信
なぜ妻は、夫のやることなすこと気に食わないのか
エイリアン妻と共生するための15の戦略

恋人が可愛く思え短所さえ許せたのは盛んに分泌される性ホルモンの仕業。異性はエイリアンにも等しく異なる存在で、夫婦は上手くいく方が奇跡だ。夫婦生活を賢明に過ごす15の戦略を提言。

佐藤愛子
人間の煩悩

人はあらゆる煩悩にさいなまれるが、どうすればこれらの悩みから解放されうるのか？　波瀾万丈の日々を生きてきた著者が、九十二年の人生経験から、人間の本質を的確に突いた希望の書。

奥田祥子
男という名の絶望
病としての夫・父・息子

凄まじい勢いで変化する社会において、男たちは絶望の淵に立たされている。リストラ、妻の不貞、実母の介護、DV被害……そんな問題に直面した現状を克服するための処方箋を提案する最新ルポ。

曽野綾子
人間にとって成熟とは何か

年を取る度に人生がおもしろくなる人と不平不満だけが募る人がいる。両者の違いは何か。「憎む相手からも人は学べる」「諦めることも一つの成熟」等々、後悔しない生き方のヒントが得られる一冊。